しゃがむだけ！尿もれ解消法

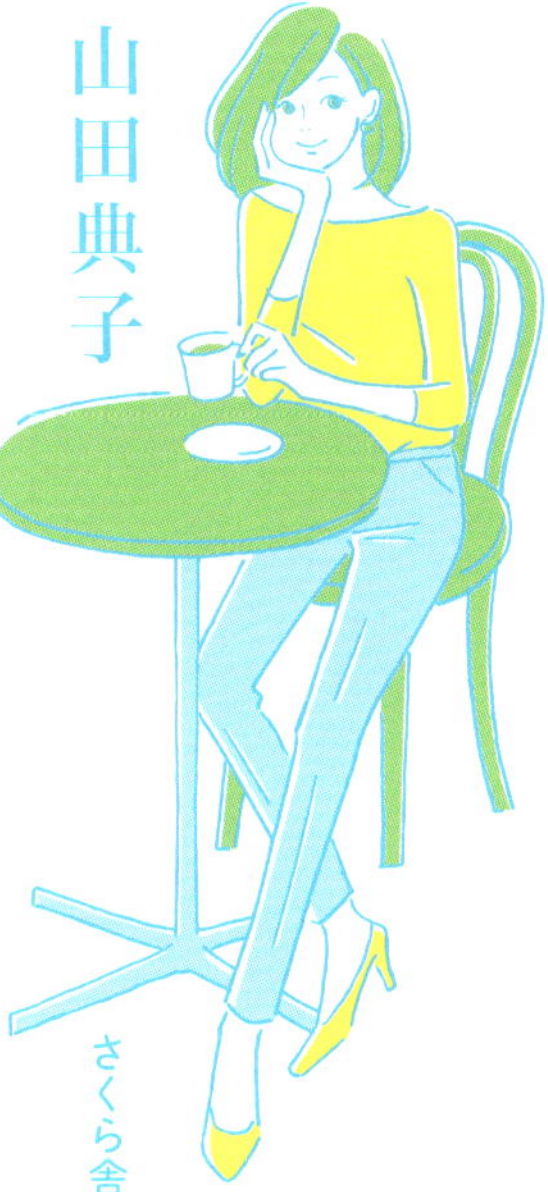

整体師 山田典子

さくら舎

はじめに

わたしは身体をほぐすスパイラルセラピーの整体師として活動して7年になります。その間に施術させていただいた方は延べ３０００人あまり。施術累積時間でいいますと2万時間になります。

そもそも、人体に興味を持ちはじめたのは、小学校5年生のとき、指圧という手法を知ってからでした。以来、50年ほどの間、人体に興味を持って研究してまいりました。

その中で、おしっこについて考えさせられたことが何度かありました。

最初の機会は27歳で長女を出産したあと、おしっこをするための筋肉を動かすという感覚がわからなくなるという経験です。

出産で骨盤底筋《こつばんていきん》に大きな負担をかけることになった結果でした。さらに50代後半になって腹圧性失禁《ふくあつせいしっきん》、過活動膀胱《かかつどうぼうこう》という尿もれの兆候に悩まされたことも重要なきっかけになっています。

そのときは自らの尿もれ解消トレーニングをおこなうことで2週間ほどで克服することができました。

これらの経験が、筋肉を意識的にコントロールすること、身体の中の感覚を自覚することが、年齢を重ねるにつれ大切になるのだと認識するきっかけになりました。

そして、この経緯を伝えていくことを60歳からのライフワークのひとつとすることを決意しました。


わたしの施術を受けに来てくださる方で、直接、尿もれのご相談ではなかったのですが、肩こりを理由に来てくださっていた女性が、ある日あるとき、うれしそうに尿もれがなくなってきたと話してくださったことは忘れられません。

その方の心中を慮《おもんぱか》るに、やはり、はじめて会う人間に尿もれの悩みを相談なさることに抵抗があったのだと察せられます。親しい方にも、尿もれのことは相談しづらいことはわかります。

また、生理痛がひどくて施術を受けにいらしていた方がいらっしゃいます。生理痛と尿もれは、一見関係がないように思われるかもしれません。が、この方は尿もれ予備軍だったのです。経血が落ちてくるという感覚がなくなってきていて、気がつくとナプキンがびっしょりというお話で、骨盤底筋に問題があるとわかりました。

骨盤底筋を引き締める施術をさせていただき、本書のエクササイズをお伝えしました。

どちらの方にも、身体の奥の筋肉にまで働きかけることのできる本書のエクササイズがお役に立つことができたよい例です。

この方法によって、女性のみなさんが元気で快適な日々を過ごせるよう願っております。

◉目次

はじめに　1

プロローグ――そのお悩み、自分で治せます！

「あっ！」尿もれ……　13
わたしも尿もれ体験者　17
尿失禁には４つのタイプがある　20

1章　なぜ尿もれが起こるのか

自分で治すために知っておきたい基礎知識

「骨盤底筋」ってわかりますか　26

排泄をコントロールする筋肉　28
意識できない筋肉の悲劇　29
知らず知らずが恐ろしい　32

尿もれする人が増えている！

家電が身体を代行　34
筋肉をつかわない生活　37
ねこ背が引き金に!?　39

おしっこに原因!?

小さいころからの誤解　40
「カ・イ・カ・ン……！」ですか？　42

2章　なかなか治らない理由

尿もれパッド依存症

その場しのぎでいい？　46

たった8個の筋肉！ 48
昔は苦もなくできたことが…… 50
初期のうちに手を打つ 51
放っておくとどうなる？ 53

暮らしに和式がなくなったことのツケ
洋式の生活で失ったもの 56
和服離れで骨盤の危機 59
正座ができないということ 60

親のしつけに問題が!?
トイレに対するプレッシャー 63
無理に出していなかったか 65
膀胱がゆがむさま 68
骨盤底筋にも圧力 73

骨盤底筋へのさらなるダメージ
便秘や肥満も負担に 75

3章 しゃがんで治す！ 2週間尿もれ解消法

「ずるい尿もれトレーニング」のすすめ

骨盤底筋トレーニングはむずかしい!? 80
ちがうアプローチを！ 82
まわりから攻めていく 84

1日10回2週間、ただしゃがむだけ

しゃがみ方のコツ 86
とにかくしゃがむ！ 92
しゃがむのがしんどい方へ 94

骨盤底筋を強化する超簡単なエクササイズ

おしり歩きを！ 97
膝の間にクッションを挟んでつぶす！ 100
裏技！ 膀胱マッサージ 102

おなかポコポコ！ 104

家事をしながら、ちょこっとエクササイズ

洗濯物を干すときに 108
掃除機をかけながら 111
雑巾がけは全身運動 113
フロアワイパーで脇腹を鍛える 114
歯磨きしながらできること 117
着物で過ごすと 119

4章 いまからでも「正しいおしっこ」レッスン

あなどれない！ おしっこのしかた

骨盤底筋のゆるみを加速 124
5つの質問 125
音姫の秘密 128

なにが間違っている？
誰も教えてくれなかった　131
身体によくないことばかり　134
おなかの筋肉をつかうのはＮＧ　136
３００ミリリットルがベスト　139
骨盤底筋がピンチ！　143
快適なトイレタイム
快尿のポイント　145
心地よい感覚が生まれる　147

5章　若返るか、このまま年をとるか

姿勢——自然によくなる
背中がスッキリ　150
体型——プロポーションが整う

胸もおなかもウエストも 152
おばさん体型にならないために 155
健康――血行も代謝もよくなる
冷え性や肌トラブルも解消 157
サボっているとやってくる悲惨な結末
こんなリスクもある 159
最初のサインを見逃さない 161
これからは「しゃがむ」生活
衰えは忍び寄る 165
わたしが体験した赤信号 168
おわりに 171

しゃがむだけ！ 尿もれ解消法

プロローグ――そのお悩み、自分で治せます！

「あっ！」尿もれ……

わたしは整体師という職業柄、来ていただいたお客さまから身体のお悩みについてご相談を受けることがよくあります。

そのご相談の中で最近、とくに話題にされることが……なんだと思われますか？

肩こり？　腰痛？　膝《ひざ》の不具合？

三大不定愁訴《ふていしゅうそ》ですね。その解消のためにいらっしゃる方が多いことは確かです。しかし、それ以外にも、最近特徴的なことがあります。

女性のお客さまがよく口になさいます。

それは、尿もれです。

・大声で笑ったら
・趣味のテニスでサーブを打ったら
・配達してもらったお米の袋を持ちあげたら
・くしゃみをしたら
・横断歩道を渡っていて、赤信号になったのであわてて走ったら
「あっ!」尿もれしてたのよ、と、お客さま。

山田さんもそんなことない?
ああ、わたしもありますよ。
で、どうなさったの?
まあ、整体師なりの対策はありますからね。

ところでお客さまは、何かなさいましたか？

あ、わたし？　わたしは尿もれパッドをつかうことにしたの。テレビの宣伝でたくさん見かけるし、お手軽で安心でしょ。

お客さまにはいえない、わたしの心の叫びはこうでした。

「え!?　それで終わりですか？　それは、解決策とはいえない手当てです」

たしかに、テレビなどでは尿もれパッドを盛んに宣伝しています。かわいいパッケージで薄型、安心吸収、ふんわり吸収、匂いも安心、などなど。

尿もれで引っこみ思案になっている女性には朗報に聞こえます。そのうえ、10代のころから生理用パッドをつかいつづけてきた女性たちにとって、似たような形状・使用法の尿もれパッドは手に取りやすいものでしょう。そこで気軽に購入して愛用して……はいっ！　尿もれのお悩み一件落着！

って……ほんとうに解決しているんでしょうか。

・漏《も》れるからパッドをあてる
・それをちょうどいいときに取り替える
ということですよね。

では、質問です。
たとえば、あなたの家の台所の水道の蛇口《じゃぐち》がちゃんと締めてもポタポタ水滴が落ちてくる、としましょう。
どうしますか？

考えられる解決策は2つあります。

①タオルを蛇口の下に敷き詰め、びしょびしょになったら取り替える
②水道のへたったパッキンを取り替える

あなたなら、どちらの解決策を選びますか？

やることは当然、②ですね。どなたに尋《たず》ねてもこの答えが返ってくることでしょう。パッキンがへたっているから水もれします。その問題を解決しなければ、水もれは解決しません。

いくらタオルを敷いて落ちてくる水滴を吸収させても　水もれはいつまでたっても止まりません。それどころか、そのまま使いつづけたらどうなるでしょう？

パッキンはさらにへたります。水もれはさらにひどくなるというわけです。

✿わたしも尿もれ体験者

この解決法を尿もれに当ててはめてみましょう。タオルを敷くこと。尿もれ対策でいえば尿もれパッドをつかうこと、ですね。タオルを敷いても　水もれは直らない。すなわち**尿もれパッドをつかっても尿もれが止まるようにはなりません。**

ここをわかっていただきたいんです。つまり、この便利な尿もれパッド、じつは曲者《くせもの》だということです。

なぜかというと……

水もれはタオルでは解決できないように、そもそも尿もれパッドというものは根本原因を解決してくれるものではないんです。頼りきってしまうとたいへん悲惨な結末につながってしまうという要注意アイテム。

それはなぜか、ということをくわしく本書で解説していきます。そして、そのまま放っておくとやってくる悲惨な結末についても。

「はじめに」でも書きましたが、わたしも尿もれを体験しました。

日頃のわたしは、パソコンに長時間向き合っていることが多いです。そのうちに尿意をおぼえます。

パソコンをつかっているときは、あともうちょっと、もうちょっと切りのいいところまで、と思うこともあって、尿意をおぼえても、少々我慢することが多かったんですね。で、切りのいいところまできました。そして、トイレに行こうとして立ちあがった瞬間、漏れてしまう……ということがある日、突然起こりました。

ついでにいわせていただくと、わたしのパソコンから家のトイレまで3メートルとないんですよ。それでも、間に合わないんです。いわば、パッキンがへたって水（尿）を適切に止められないという状態だったのです。

そのため、立ちあがっただけで尿もれが起きるんですね。

それに気づいてから、というか、それを体験してからは、整体で学んだ知識などをもとに、ひまさえあればトレーニングしました。

そして、2週間後、尿もれはしっかり解消できたのです。

つまり、尿もれのパッキンがどこにあるかを知り、どうすれば蘇《よみがえ》らせることができるかがわかれば、2週間で結果が出るということです。

水道のパッキンは替えるしかありませんが、尿もれのパッキンはトレーニングで蘇らせることができるのです。

しょう。

尿失禁には4つのタイプがある

では、ここから、そのための知識を手に入れ、トレーニングをご一緒に体感していきましょう。

おっと、その前に……。

尿もれ、つまり、尿失禁には次の4つの分類があることを知っていただきましょう。この4つの中にはお医者さまに薬を出していただくことで、尿もれの改善を早くできるというものもあるためです。

また、この本では、とくに「**腹圧性尿失禁**《ふくあつせいにょうしっきん》」について扱います。その他の3つのタイプの尿失禁（切迫性尿失禁・溢流性《いつりゅうせい》尿失禁・機能性尿失禁）を知っておくと、腹圧性尿失禁ではない場合の対処がしやすくなります。

1つ目の「腹圧性尿失禁」は、日本泌尿器科学会のホームページによると、女性の尿失禁の中で最も多く、**週1回以上経験している女性は500万人以上いる**といわれています。

わたしの整体のお客さまやわたし自身が経験したのもこのタイプです。女性特有の条件、筋肉量、臓器の配置などの理由から起こりやすい尿失禁です。

２つ目の「切迫性尿失禁」は、男性・女性を問わず、年齢の高い方に多い尿もれです。突然、あるきっかけで尿意を感じ、急いでトイレに向かうのですが、トイレにたどり着く前に漏れてしまいます。

問題は脳や神経にあり、膀胱《ぼうこう》が脳の命令どおりに動かない場合の尿もれです。本来ならば尿意があってもトイレまで我慢できるものです。それが、年齢を重ねたことなどで脳と膀胱との神経を通したやりとりがうまくいかなくなっていたり、膀胱が尿意に過敏になっているために尿意と無関係に膀胱が縮んでしまうことも原因になります。

３つ目の「溢流性尿失禁」は、排尿障害、つまり何らかの原因で尿がうまく排泄《はいせつ》できないため、残尿が多くなり、膀胱の限界を超えて尿が溜《た》まり、尿があふれて漏れてしまうというものです。

糖尿病により膀胱が適切に縮まない、あるいは前立腺肥大や前立腺がんなどで尿が出にくいという症状がまずあって、そのうえで起きてくる尿もれです。この特徴のために、男性に多く見られます。

この尿失禁については、まず尿がうまく排泄できないことを治療することから始めます。


4つ目は「機能性尿失禁」です。

ほかの3つと違って、おしっこはふつうにコントロールできます。しかし、歩く速度がとても遅くてトイレにたどり着くのに時間がかかりすぎる、あるいは認知症でトイレの場所がどこかわからなくなっているなどが原因で起きます。

部屋にポータブルトイレを置く、時間を決めてトイレに行くことをまわりの方がすすめるという工夫もこのタイプの尿もれには有効です。


尿もれはどの尿失禁であるかによって対策が違います。2つ目と3つ目の尿もれには薬も助けとなります。

また、どのタイプの尿失禁であるかによって、お医者さまの治療方針や、ふだんの暮らしで気をつけるべきことが変わってきます。

あなたの尿もれが実際にどの尿失禁に当てはまるかを知るには、泌尿器科を受診して、お医者さまの診断や検査を受けることも有効な対策であるといえます。

本書では、トレーニングが有効な、おなかの筋肉に力がかかることで起きる尿もれ、腹圧性尿失禁を取りあげます。本書での「尿もれ」は「腹圧性尿失禁」と解釈してください。

では、本編にはいりましょう。

1章

なぜ尿もれが起こるのか

自分で治すために知っておきたい基礎知識

「骨盤底筋」ってわかりますか

まず、尿もれを解消するために知っておいていただきたいポイントが3つあります。

・尿もれの根本的原因は何かを知る
・尿もれをもたらしている身体の外側の原因について知る
・間違ったおしっこのしかたが尿もれをまねいていることを知る

この3つのポイントを解説していく前に、ひとつ知っていただきたいことがあります。

「骨盤底筋《こつばんていきん》」という筋肉についてです。

骨盤底筋

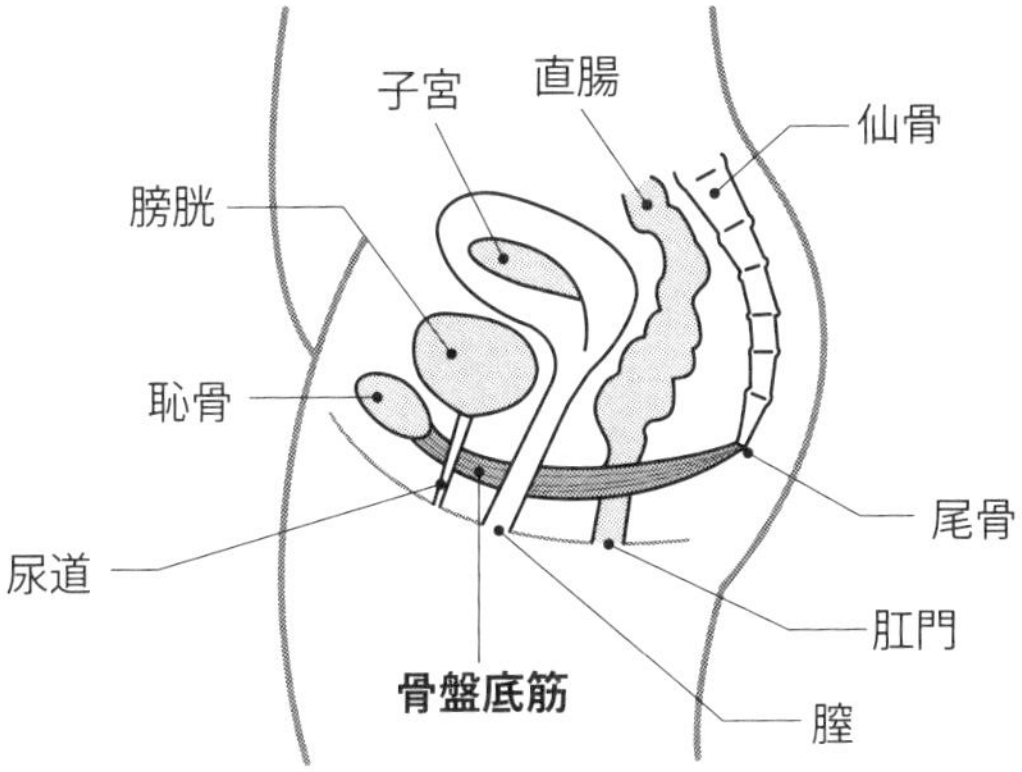

女性向けの健康美容雑誌などで、骨盤底筋体操、骨盤底筋トレーニングなどという言葉を目にしたことはありませんか。骨盤底筋は尿トラブルの改善のためのキーワードのひとつといえるかもしれません。

ところで、骨盤底筋という言葉の中の骨盤とは、腰のまわりにある大きな骨のことです。骨盤の底の部分には骨はありません。つまり、大きな穴になっているのです。そこに内臓をささえる役目をはたす筋肉のハンモックがあります。すなわち、それが骨盤底筋なのです。

この骨盤底筋の上には膀胱《ぼうこう》、子宮、直腸などがあります。そして、骨盤底筋によってささえられています。

では、骨盤底筋を意識していただきましょう。

いま、自転車に乗っていると想像してください。自転車のサドルに触れている部分がありますね。その身体の部分が骨盤底筋なのです。

あまり意識していらっしゃらないと思いますが、こうしてみるとわりとわかりやすい筋肉ではないでしょうか。

排泄をコントロールする筋肉

さらに質問です。この部分、なぜ骨ではなくて筋肉でできていると思いますか？


想像してみましょう。

骨盤の中にはいっている臓器が3つありましたね。膀胱、子宮、直腸です。

膀胱はおしっこを溜《た》める袋。その先は尿道になっていて、おしっこの出口になっています。子宮は赤ちゃんの来る場所。その先は膣《ちつ》。赤ちゃんが生まれるときの通り道にもなります。

そして直腸。その先は肛門《こうもん》。ご存じ、便の通り道ですね。

この尿道、膣、肛門はその役目を果たす状態にしたがって、開いたり、閉じたりする部分。その開いたり、閉じたりができないと排泄《はいせつ》がコントロールできません。そのコントロールする役目を果たしているのが骨盤底筋です。

なぜその役目が果たせるかというと、骨盤底筋が骨ではなく、筋肉だからです。それがゆえに、**3つの出口の開閉をコントロール**できるのです。

骨盤底筋が筋肉でなくてはならない理由、そして、その筋肉がどのように機能的に働いているかのイメージを持ってくださいね。

意識できない筋肉の悲劇

「プロローグ」で尿もれはパッキンが弱っているから起こるという話をしました。そのパッキンというのが骨盤底筋なんです。その骨盤底筋については前項でだいたいのイメージを持っていただけたかと思います。

ところで、その骨盤底筋を意識したことがありますか？　意識的に動かしたことがありますか？

むしろ、ふつうの生活をしていくうえであまり意識することのない筋肉が骨盤底筋であるといえるかもしれません。

そのうえ、前項でもお話ししたように、骨盤底筋は筋肉です。筋肉ですから当然のこと、つかわなければ衰《おとろ》えます。

意識していなければ当然つかいませんし、鍛《きた》えることもできていません。

では、筋肉はつかわないとどうなるでしょうか？

たとえば、足を骨折して入院したとしましょう。骨がちゃんとつながるまでのかなりの間、ベッドで寝たきりです。

そうこうするうちに、骨折が完治しました。退院許可がおりました。

さて骨折していた人は退院時に１００メートルダッシュができるでしょうか。入院前と同じタイムで。

いや、その前にしっかりとした足取りで病室から自宅まで歩けるでしょうか。途中の電車、あるいはバスに乗っているときに、入院する前と同じように立っていられるでしょうか。

答えは、NOですね。

入院中、まったくつかっていなかった人の足の筋肉は、想像する以上に衰えています。お年を召された方ですと、骨折をきっかけに足の筋肉が衰えてしまい、寝たきりになることもあるということをお聞きになったことがあるかもしれません。

答えは、100メートルダッシュどころか、歩くことからリハビリが必要かもしれません、ということになります。

実際、自分の足なのかと疑うほど思いどおりになりません。つかっているとすぐ疲れますし。そうなんです。つかっていなければ、それほど衰えるということを骨盤底筋に重ねてイメージしてみてください。

また、順天堂大学医学部教授の小林弘幸《こばやしひろゆき》先生による言葉がこの裏づけにもなるでしょう。**「高齢者の筋肉量は1週間寝たきりでいると20%、5週間で96%落ちてしまう」**そうです。

この言葉が伝えたいことは、年をとればとるほど骨折がきっかけで筋肉が衰え、寝たきりになってしまう危険性が高いということなのです。

✿知らず知らずが恐ろしい

話を骨盤底筋に戻しましょう。

たいていの方が日常生活を送るうえで、意識していない骨盤底筋という話をしました。意識されない筋肉は衰えようが衰えまいが意識されません。つまり、衰えたことも意識しませんし、衰えたからといって鍛え直そうとも思わないわけです。

ここで、わたしがお伝えしたいのは、次の2点です。

1つ目は、骨盤底筋はどちらかというと意識されていない筋肉であること。

2つ目は、1つ目の理由によって骨盤底筋が衰えても放置されている筋肉であるということ。

この2つの要因のために**尿もれは知らず知らずのうちに、年齢とともに女性に忍び寄っ**

**ているのです。

ということで、**尿もれの根本的原因は骨盤底筋の衰えにある**ということです。

大切なことなので、もう一度繰り返しますね。

尿もれの根本的原因は骨盤底筋の衰えにあります。

では、どうすればいいでしょうか。

尿もれする人が増えている！

✿家電が身体を代行

　ここまでのところで、尿もれはパッキン、つまり骨盤底筋の衰えで起きるということがわかっていただけたと思います。

　では、なぜ骨盤底筋が衰えるのでしょうか。

　先にお話ししました、足の骨折の話にそのヒントがあります。つまり、つかわれない筋肉は衰えるということです。

　では、なぜ骨盤底筋はつかわれないのか。そのところ、誤解がないようにお伝えしたいと思います。その、骨盤底筋、もとからつかわれていなかったわけではないのです。

　昔の女性、そうですねえ、昭和一桁生まれ世代の女性は骨盤底筋が衰えようもない生活をしていたのです。つまり、**身体をつかって家事をするという骨盤底筋が自然と鍛えられる生活**です。

ところが、昭和の半ばころから家で家事を担当する、女性の生活が激変しはじめます。その結果、ふつうに生活していると骨盤底筋が衰えてしまうような変化がおとずれました。その変化とはなんでしょうか。

現在の主婦の家事のやり方を考えてみてください。家事といえば、掃除・炊事・洗濯ですね。これらの家事はどのようにおこなわれているでしょうか。

たとえば、掃除は何をつかってやりますか？

いまどき、はたきやほうき、雑巾などを使われる方は少ないですね。フロアワイパーであったり、電気掃除機であったり、あるいはお掃除ロボットであったりするわけです。

掃除機やフロアワイパーならば、腕を動かすことに加えて、足を踏みこむことをおこなえばかなりの運動量になります。

ところが、お掃除ロボットや床拭きロボットの場合はどうでしょうか。このロボットはスイッチさえ押せば、主婦はまったく動かなくても床はキレイになるというありがたい道具です。

ここまでのところで、掃除といえば、ほとんど身体を動かすことなく、できるということがわかりました。


では、炊事はどうでしょうか。

ご飯を炊くのは炊飯器がやってくれますね。電子レンジを活用していらっしゃる方もあるかもしれません。やろうと思えば、電子レンジだけで、ほとんどの料理ができるといってもいいでしょう。

下ごしらえや準備さえすれば、あとはほぼ指先一本！　かなり楽ですね。

皿洗いは食洗機がやってくれます。

また、冷蔵庫があることで毎日買い物に行かなくてもすむようになりました。一度に大量に買い物できるということで、自家用車の役目も大きいでしょう。自家用車があることで、どんな目的であれ、歩く距離が短くなっていることもあげられます。

足の筋肉を使わなくてもすむ状況が用意されているというわけです。

洗濯はどうでしょうか?

もちろん、いまの常識として、洗濯機をおつかいになっているでしょう。乾かすことについては全自動洗濯機の中にプログラムされている乾燥機の力を使うこともできます。

なんということでしょうか！　素晴らしい！　干す手間さえいりませんね。

筋肉をつかわない生活

というわけで、家事に関していえば、かなり、いや、劇的に筋肉をつかわない生活になってきています。言い換えれば、筋肉をつかわない生活が可能になっています。

しかし、喜べることばかりではありません。家電の影響は家事の負担を軽くしている、というよいことばかりではないのです。

その点を明らかにするために、家電をつかっている場合と、つかわない場合にどれだけ身体を使うことに差があるのかという視点から見てみましょう。

まず、基本的な家事のカロリー消費量を見てみます。

・床を掃く（30分）　約96キロカロリー
・フロアワイパーがけ（30分）　約63キロカロリー
・雑巾がけ（30分）　約110キロカロリー
・買い物（30分）　約66キロカロリー
・料理（30分）　約80キロカロリー
・皿洗い（30分）　約44キロカロリー
・洗濯（手洗い）（60分）約110キロカロリー
・洗濯物を干す（15分）約25キロカロリー
・洗濯物を取りこむ（10分）約29キロカロリー

現代の生活では、これだけのカロリー消費に当たる運動をしていないことになります。つまり家事を家電にやらせている分、身体の筋肉をつかっていません。と考えてみると、いつもあまり**意識されることのない骨盤底筋はもっと忘れられ、つかわれず、つかわれていないことも意識されない**、ということが起きて当然な状態であるといえるでしょう。

ねこ背が引き金に!?

もうひとつ、尿もれには、姿勢が引き金となっているケースがあります。どのような姿勢なのでしょうか？……それは、背中を丸めた姿勢、いわゆる、ねこ背です。

背中の丸まった姿勢。よく見かけますし、ご本人にとっては楽な姿勢ですね。しかし、この姿勢では、頭が前に出て、背中がまるくなり、骨盤が後ろに傾くということが起こっています。

この**骨盤後傾では、おしりから太もも裏がかたくなるので、内ももを締めにくくなります。それが原因となって、骨盤底筋がしっかり縮まないという現象が起きてきます。**つまり、尿もれを起こしやすくなっていくのです。ほんとに困ったことです。

また、内ももが締めにくい、うまくつかえないので、3章でお話しする内ももを鍛えるというやり方で、骨盤底筋を元気にすることができません。

また、このような筋肉の状態では、しゃがもうとすると後ろに倒れそうになったりします。つまり、これから述べる尿もれ解消のエクササイズができないということが起こってきます。

おしっこに原因⁉

✤小さいころからの誤解

突然ですが、ちょっと、ご意見をお聞かせください。
現在のあなたのおしっこのしかたは、正しいでしょうか。

え？　え？　おしっこのしかたに正しいも間違いもないでしょう。したくなったらトイレに行ってすませるだけですから。それに、小さいころにうちのお母さんがちゃんとトイレトレーニングしてくれて、おむつが取れたのですよ。ですから、いまだって正しくおしっこをしているはずです。

なるほど！　その経歴は十分納得できます。ですが、本当にそれが正しいおしっこのしかたなのでしょうか？

もちろん！　間違ったことはしてきていません。正しいおしっこです。

いえいえ、それが誤解の始まりなんです。説明しますと、その一連の流れはお母さんの指導でおむつが取れたという事実だけです。

いわば、おしっこをしたいという感覚、おしっこが溜まったという感覚を適切に感知できるようになったということ。

そして、トイレに行って準備ができるまで適切におしっこを我慢できるようになったということ。

その2つができるようになったというだけであって、「正しいおしっこ」だとは限りません。

適切な手順でできるおしっこと「正しいおしっこ」、この違い、大切ですよ！

「正しいおしっこ」とは「おしっこがしたくなって」から「トイレに行くまで」のことではありません。トイレの便座に「座って」から「し終わる」までのことです。

「カ・イ・カ・ン……！」ですか？

では　もうひとつ、違う観点からの質問です。

あなたのおしっこは気持ちいいですか？
おしっこをしているときに　リラックスしていますか？
リラックスをしている自分を感じていますか？
また、「カ・イ・カ・ン……！」といった感覚がありますか？

じつは**「正しいおしっこ」であれば、リラックスできますし、気持ちいい**ものなんです。

おしっこが気持ちいい？

はい！　気持ちいいものなんです。「正しいおしっこ」ならば、ですよ。
本来、排泄とは気持ちのいいことなのです。

それから　もうひとつ！　衝撃の事実と言ってもいいかもしれません！
「正しくないおしっこ」つまり、**「間違ったおしっこ」をしていると尿もれになりやすいんです。**

いいですか！「正しいおしっこ」ができていない、すなわち「間違ったおしっこ」をしているということも、尿もれを改善できない、さらに、ずるずると悪化させている大きな理由なのです。

「間違ったおしっこ」は身体に負担をかけますし、いましなくちゃいけないからという押しつけ、いわば義務的なおしっこです。義務的であるが故に、まったく気持ちのいいものではありません。
また「間違ったおしっこ」をすることでかかる身体への負担は、半端ではありません。つもりつもって、尿もれが起きることになります。そのままのおしっこを続けていけば、尿もれがさらに進行します。
その先に待っているのは便もれ。さらには骨盤臓器脱（74ページ参照）。身体の究極の不具合です。

これまでのお話の中で疑問を持たれる点もあるでしょう。たとえば、尿もれを解消させるために必要なことのところに、なぜおしっこのしかたの話が出てくるのかとお思いになったかもしれませんね。そのあたり、説明しておきましょう。

「間違ったおしっこ」をすることで負担がかかってくるのが膀胱と尿道です。「間違ったおしっこ」で膀胱にゆがみが生じ、尿道に負担がかかります（くわしくは2章で説明します）。

その尿道をコントロールしているのが骨盤底筋。ということは、「間違ったおしっこ」がまわりまわって、この骨盤底筋を傷めることにもなります。すなわち、その結果が尿もれを促進しているともいえるのです。

「間違ったおしっこ」のしかたで、毎日毎日、少しずつ骨盤底筋を傷めてしまうことが起きています。それがいけないのです。つまり、尿もれを解消させるために「正しいおしっこ」のしかたがわかっていること、できることが必要なのです。

2章

なかなか治らない理由

尿もれパッド依存症

その場しのぎでいい？

1章で尿もれ解消のために必要なことは何かがわかっていただけたと思います。

2章では、尿もれは、現状のままではなぜ解消しないのかということに焦点をあてていきましょう。

では、なぜ尿もれは尿もれパッドで解消しないのでしょうか。

じつは、漏《も》れている尿なら吸収という処理をすればいいという安易な考えから、尿もれパッドをつかうという選択肢を選んでしまうからなのです。

尿もれパッドは根本原因を解決してはいないという意味で、じつに「安易に」つかわれています。言い換えれば、根本的原因について認識していないために深く考えずに、尿もれパッドを選んでしまうともいえます。

根本的原因については1章で述べましたが、尿もれはなぜ起きるかという知識を持っておくことが、とても大切です。さらに、ここがわかれば、なぜ尿もれパッドが解決策といえないかの理由がわかります。

「プロローグ」でも取りあげたように、尿もれパッドは尿もれ対策としては有効な手段です。ただし、その場しのぎに関してのみ、とても有効な手段です。

というわけで、じつは、**尿もれパッドに完全に頼ってはいけない**のです。

繰り返しますが、尿もれは筋肉の働きが衰《おとろ》えていることから起こっています。完全に尿もれパッドに頼ってしまうと本来の身体の役割である筋肉の働きが衰えたままになってしまいます。いつまでたっても尿もれは解消しないという事態が生じるのです。

尿もれパッドはその場しのぎであり、根本的解決ではないです。たとえば、水道の水もれは水道のパッキンを取り替えなければ根本的な解決にはならないのでしたね。いくら蛇《じゃ》口《ぐち》をギュウウウウッと締めても水もれは止まりません。

同じことが尿もれにもいえるのです。尿もれの場合、パッキンに当たるのは……骨盤底《こつばんてい》筋《きん》です。

たった8個の筋肉！

1章でお話ししたように、そもそも骨盤底筋というのはあまり意識されていない筋肉なのです。意識されにくい筋肉なので、鍛《きた》えることもないまま、衰えるがままになっていきます。自分の身体なのに、意識されないとはどういうことなんでしょうか？

ちょっと、考えてみてくださいね。人間の身体にはいくつくらいの筋肉があるかご存じでしょうか。

50？　それとも、80？

いえいえ、人間の筋肉は650個以上あります。それだけのものが一日じゅう働いて身体の機能を維持しています。

それに対して**骨盤底筋はたった8個**しかありません。8個の筋肉の集まりでしかないのです。結構、小さな筋肉なのですよ。あまり、意識されていなくて当然ではないでしょうか。

また、骨盤底筋は二の腕や腹筋のように鍛えたい、鍛えたら美しかろうと思わせるような表舞台の筋肉ではありません。身体の中でもことに隠されがちな場所にあり、目立つ場所にある筋肉でもありません。いわゆる縁の下の力持ち。そのことも、意識されにくい理由です。

さらに、骨盤底筋の役目のひとつが尿道を適切に締めることであるとわかったうえで（29ページ参照）、骨盤底筋のケアのしかた、鍛え方を知らないと、尿もれは解消しません。間違った筋肉の締め方をすることにつながります。骨盤底筋がよくわからずにトレーニングを諦《あきら》めてしまうことにもなります。

✿昔は苦もなくできたことが……

骨盤底筋は小さいとはいえ、筋肉ですから、トレーニングを諦めてはどんどん衰える一方です。

衰えるってどんなことでしょうか。たとえば、昔は苦もなくできたことがいまはとても努力しなくてはできないということ、ありませんか？

昔ならば何回でもできた腕立て伏せがいまは1回もできなくなっているといったようなことです。つまり、腕を突っ張った腕立て伏せの形から、腕を曲げることはできても、そこから腕を伸ばして身体を持ちあげることができないということ。それは腕の筋肉が衰えているということになります。

どこの筋肉でも同様のことが起きうるのです。つかっていないから衰える。ですから、**あまり意識されない骨盤底筋といえども、つかわなければ、鍛えなければ、機能しなくなっていきます。**

とくに、加齢で筋肉が衰えるスパイラルにはいっている方の場合には、衰えていくということが顕著《けんちょ》です。つまり、鍛えることが必須です。

そもそも、その前に、尿もれの根本原因が骨盤底筋の衰えであるということを知らなければ対処のしようがありません。

認識していないから、知らないから、そこに関わっている筋肉を鍛えるという発想がありません。すなわち、尿もれパッドのコマーシャルを見て、これなら便利だわと、とびついてしまうということが起きるのです。

そこを踏まえていただいたところで、尿もれの根本原因の復習をしましょう。

初期のうちに手を打つ

1章の骨盤底筋の説明でおわかりになったように、骨盤底筋は尿道、膣《ちつ》、肛門《こうもん》という3つの穴を締める役割をしています。

骨盤底筋が衰えるということは尿道がちゃんと締められなくなるということ。そこで尿もれが起きてきます。

さらに、骨盤底筋が衰えるということの結果がどういうことかを知らないままに放置してしまうと、尿もれはもっと進行します。

その状態の骨盤底筋は、いわば、へたったパッキン。つまり、水が漏れてくるままに流され、どうにもならないへたれパッキンです。すなわち、尿もれパッドが尿もれ対策であると考えてつかいつづけることは、骨盤底筋が衰えるままにしているということなのです。したがって、そのままでは、尿もれはさらにひどくなっていきます。

尿道を締める筋肉が衰えてきているために、尿もれが起きています。それなのに、筋肉を鍛えるという選択肢を選ばずに放置していれば、さらに締める力は衰えます。

尿もれの量も最初は少ないですが、しだいに増えていきます。なぜなら根本的な対策、筋肉を鍛える、という手段をおこなわずに放置している状態だからです。

尿もれが起きるタイミングも尿もれ初期には大声で笑ったとか、テニスのショットを強めに打ったということでした。しかしながら、そのまま放置して、骨盤底筋を鍛えないと、**ちょっとした動作、たとえばいすから立ちあがっただけなのに尿もれするようになってしまいます。**

つまり、大切なのは骨盤底筋の衰えを認めることです。そして、骨盤底筋のトレーニングをするという考え方を受け入れ、トレーニングを始めるということなのです。

放っておくとどうなる?

もう一度、言います。尿もれは放っておけば治《なお》るというものではありません（ちなみに、尿もれパッドをつかうということは放っておくということと同じです）。

ええっ！　わたし、出産のあとに尿もれがあったけれど、忙しさにかまけてそのままにしておいても治りましたよ！

はい。それは起こりえます。

妊娠後期や出産後、尿もれを経験することもあります。が、赤ちゃんのお世話のほうがメインで、尿もれのことは二の次。放ってしまいます。それでも、気がついたときには尿もれは解決していたかもしれません。

しかし、**それは自然に治ったのではない**のです。


目を覚ました赤ちゃん。

おなかがすいて泣く赤ちゃん。

おむつが濡れてむずかる赤ちゃん。

何度となく抱きあげたことでしょう。

寝返りしたり、はいはいをする赤ちゃんを抱きあげることもあったでしょう。

それが、お母さんとしては、しゃがむことを繰り返すという行動でもあったのです。そのしゃがむ動作が骨盤底筋を間接的に鍛え、尿もれを解消したのです。

けっして自然治癒《ちゆ》したというわけではありません。

尿もれが骨盤底筋の衰えから起きていることを知ってください。**衰えたら鍛えるしかない**のです。そして、尿もれパッドでは筋肉の衰えを放置していることになります。尿もれは改善しないばかりか、**悪化する方向に放置する引き金**であることを理解してください。

暮らしに和式がなくなったことのツケ

✿洋式の生活で失ったもの

1章では、現代生活がたくさんの家電にささえられて便利になっていること、その裏で筋肉をつかわなくなっていることを知っていただきました。それが尿もれの原因のひとつでしたね。

しかし、尿もれを解消できない、さらなる深い原因がわたしたちの生活の中にあります。

明治、大正、昭和、平成と、時が経つにつれて起きてきた生活上の変化。筋肉をつかわない生活様式をもたらしている生活上の変化ですね。それは具体的にはなんでしょうか……？

答えの前に……ちょっと質問させてください。

①ご自宅のトイレ、あるいは職場のトイレは和式ですか？　洋式ですか？

②リビングにソファがありますか？　それともリビングあるいは居間は、畳のお部屋ですか？

③食事をするテーブルはダイニングセットですか？　それとも、ちゃぶ台ですか？

④畳の上に正座をする時間がこの一年でどのくらいありましたか？

⑤日常生活では洋装、和装、どちらですか？

⑥眠るとき、パジャマかネグリジェですか？　それとも浴衣式の寝巻きですか？

質問に答えていただくと、一日の生活のほとんどがいすの生活であり、洋式の生活であるということがよくわかっていただけることでしょう。

トイレさえ腰かけるだけの洋式ですね。正座にいたってはほぼゼロ秒ではないでしょうか。

正座を求められる究極の状況、仏教系のお葬式や法事でさえもいすが用意されることが多くなりましたから。

この正座やしゃがむという動作がほとんどなくなったことで、**足腰の筋肉をあまりつかわなくなる**という状況が出てきました。

世間では足腰のためにとウォーキングがすすめられていますが、それだけでは身体のいろいろな部分の筋肉を的確に動かせるという身体能力が温存できるとはいいがたいのです。

平坦な道をただ歩くだけでは、身体のいろいろな筋肉を十分につかっているとはいえないからです。

的確に動けるためにはもっといろいろな筋肉をつかえる、動かせることが必須なのです。

その観点からすれば、当然、**骨盤底筋関連の筋肉も歩くだけでは鍛えられていません。**

つまり、衰えるほうにだんだんと進んでいきます。

これが尿もれをもたらしている元凶《げんきょう》なのです。

洋式の生活が一般的になる前は正座して食事するとか、正座して机に向かって勉強するとかいう機会がありました。トイレにいけば和式トイレですから、確実にしゃがんでいました。

また、和式の生活にはいたるところで**立っている状態からしゃがんで何かをする**ということをする必要がたくさんありました。

たとえば、ふすまを作法にしたがって開けるときには一旦しゃがむことが必要だ、といったようなことです。そのため、知らず知らずのうちに足腰が鍛えられ、当然、骨盤底筋が鍛えられてきたのです。

和服離れで骨盤の危機

そもそも、明治以降、洋式の暮らし方がどんどん取り入れられてきました。洋式の生活は日本人の和服離れを促《うなが》しました。

洋服でほとんどの生活をすることを促進するものでした。洋式の生活は当然いすの生活となります。いすに腰かけるということはしゃがむことを中途で止める形になります。

しゃがむという行為の途中でつかっている筋肉をすべて脱力してもソファはちゃんと受け止めてくれます。つまり、ここでも、しゃがむという行動をしなくなってきています。

そのために内ももをはじめとする足の筋肉をつかうことがなくなっていきます。その結果、骨盤底筋が衰えるという事態をまねいてきたのでした。

たくさんの便利家電のおかげで、わたしたちの筋肉はあまりつかわれなくなりました。さらに洋式生活や洋式便器が普及したことで、正座をしたり、しゃがんだりということがほとんどなくなりました。

さらに、和服を着なくなったことも要因となっています。和服で帯を締めるということは正座の姿勢をサポートしていたという事実があるのです。言い換えれば帯を締めない洋装では正座を続けることも一苦労なのです。つまり、**洋装生活で帯のサポートがなくなってしまって日本人の骨盤は危機にさらされています。**

それらの変化がわたしたちの**筋肉を甘やかし、さらには骨盤底筋を衰えさせている**のです。

正座ができないということ

さらに、洋式の生活ではいすをつかうので、おしりがかかとにつくまで、しっかりしゃがみこむということがありません。和式トイレをつかわない、ということでも、しゃがみこむことがありません。

この違いが足の筋肉をつかう、あるいは鍛えることの程度の差、強度の差となります。そのうえ、和式トイレで片足をあげてトイレをまたぐという動作をすることがなくなります。よって、片足を上げることで使われるもろもろの筋肉、そして片足で立つというバランス感覚もつかわなくなっているのです。

また、畳の生活がなくなることで正座をすることがほぼなくなります。**正座というのはしゃがむことの最終形態**です。また、正座をするということのみならず、正座の状態からきれいにすっと立ちあがるとは、どういうことでしょうか。

そうなんです。**正座をする、正座から立ちあがるという行為には、いすから立ちあがる以上にたくさんの筋肉がつかわれています。**その負荷《ふか》がなくなることの、身体への影響をわたしたちは意識しているでしょうか。

ふだん正座しない生活をしているため、お寺でのお葬式や法事など、お茶席、お座敷で和風あるいは会席料理をいただくときなど、足のしびれに悩まされた経験がある方も多いでしょう。

昔の日本人は何時間でも正座ができました。何時間正座してもすっと立ちあがれました。ところが、現代人は正座をすることも苦手《にがて》ですし、正座するとしびれに耐えられません。ここにも筋肉のつかい方の差が出ているのです。

そればかりでなく、**正座をしない、できないことで骨盤底筋への刺激がちがっている、差が出ている**のです。ここにも骨盤底筋を弱らせる要因がありました。

このようにいくつもの要因が重なって、日本人の骨盤底筋はじわじわと弱ってきたのです。

気づいたところでトレーニング、といきたいところですが、そのためのトレーニングについては3章、4章でご紹介しましょう。

親のしつけに問題が⁉

✿トイレに対するプレッシャー

親のしつけ！！！

ここにとても根源的な、深い、尿もれの原因があります。

その原因とは誰もが子どものころに親にいわれたであろう、ある言葉です。親の立場からうまく、そして、都合のいいように子どもの行動をコントロールできるようにつかわれてきた呪文《じゅもん》です。

その言葉とは？

小さいころのことを思い出してみてください。

お出かけの前、寝る前つまりおふとんにはいる前、あるいは授業の始まる前。そういうとき「忘れずにトイレをすませておきなさいね！」という言葉を何度聞いたことでしょう。

子どもは素直ですから、そのたびにトイレに行っておしっこをすませたことでしょう。

その状況を思い出してみてください。


尿意がなくてもおしっこをしていませんでしたか？


その言葉は、有無《うむ》をいわせぬプレッシャーではありませんでしたか？

いまも、どこからか聞こえてきませんか？

理不尽《りふじん》ながらも、絶対にこなさなくてはならないミッションではありませんでしたか？


そのプレッシャーがいまも脳内に残っているせいで、機会さえあればトイレに行って「間違ったおしっこ」を繰り返しているのだともいえるのです。


では、どんなおしっこが間違ったおしっこなのでしょうか。

それは……**おなかに力を入れておしっこを出す、そして、おしっこをしたいという感覚がないのにおしっこをしぼり出す**……というおしっこです。

力を入れておしっこを押し出す、ということで波ができてしまいます。強さの強弱があるおしっこです。

これでは膀胱《ぼうこう》にも骨盤底筋にも負担がかかってしまう、そういう意味で間違ったおしっこなのです。

つまり、本来の正しいおしっこである、力を抜くことで一度に途切れずに出すことができるおしっことは、まったくちがいますね。

加えて、尿量を測ってみると、尿意がないのに無理に押し出したおしっこは、1回が100ミリリットルに満たないおしっこ。この場合では、ある方向にだけ偏《かたよ》った圧力がかかっています。ゆえに、膀胱にも負担をかけています。無理な動きを強要していることになります。

無理に出していなかったか

これらは、すべて、無理に押し出しているおしっこのしかたで、骨盤底筋をはじめ、膀

膀胱（女性）

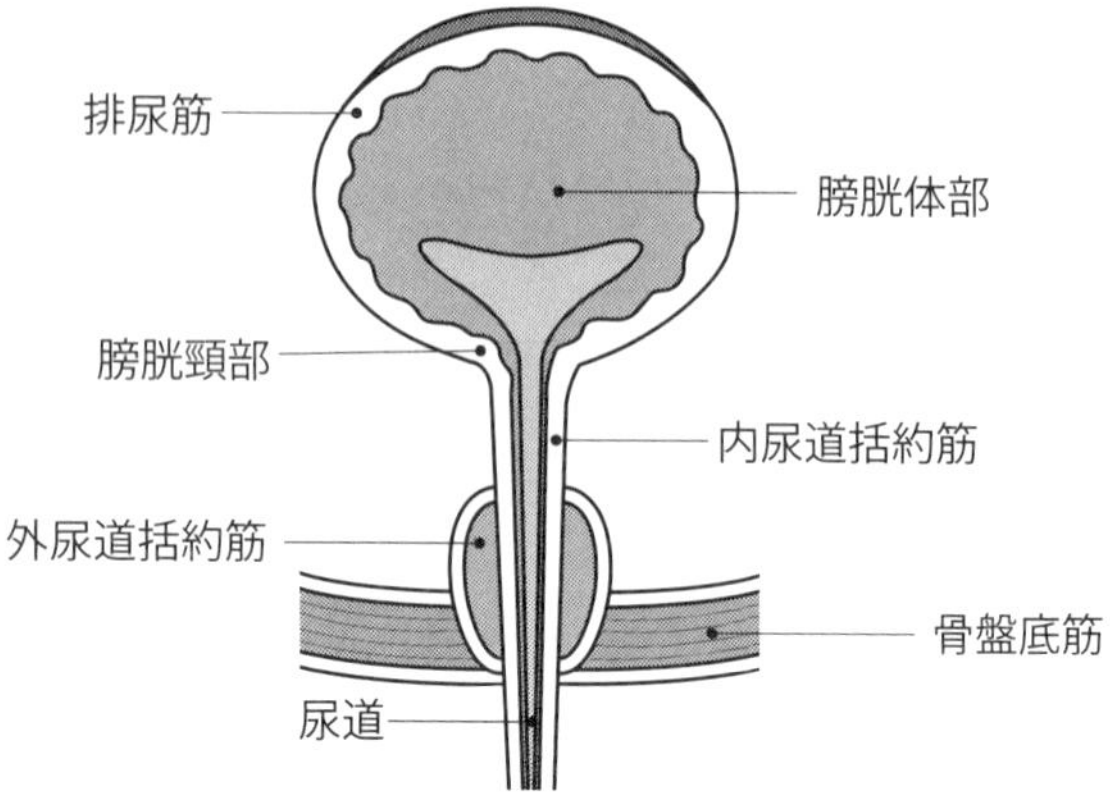

胱に至るまでいろいろな筋肉に負担をかけています。

では、無理に押し出すと何がよくないのか。

自然な形で出る正しいおしっこと、膀胱に圧力をかけて無理に押し出す間違ったおしっことは、身体への負担がまったくちがいます。

その説明のためにまず、おしっこを溜める、出す、というときに関わる大切な部分をあげておきましょう。

膀胱の図を参照してください。おしっこを溜める役割を持つのが、膀胱です。

膀胱は外側を排尿筋という筋肉で囲まれた粘膜でできています。排尿筋は意志の力で動かすことができない筋肉です。

おしっこが膀胱から出ていくときの通り道が尿道。そして、尿道と膀胱の境目にある内《ない》尿道括約筋《にょうどうかつやくきん》、尿道のいちばん下の端にある外尿道《がいにょうどう》括約筋。

この2つはおしっこのスイッチの役目をしています。内尿道括約筋は意志の力で動かすことはできませんが、外尿道括約筋は意志の力で動かしておしっこを出したり、止めたりすることができます。

膀胱はおしっこが溜まるにしたがって膨《ふく》らんでいきます。膀胱の外側を取り囲む排尿筋がゆるんでいくことで広がり、おしっこを溜めておくことができます。

膀胱と尿道の境目にある内尿道括約筋が締まる方向に働くことでおしっこは漏れません。そのとき外尿道括約筋も締まっています。

おしっこを出すときには膀胱が排尿筋自体の力で無理のない形で縮み、内尿道括約筋がゆるむことでおしっこを出す準備ができます。

外尿道括約筋を意志の力で締めることで漏らすことはありません。おしっこをしようと思ったときに外尿道括約筋がゆるみ、おしっこが出てきます。これが正しいおしっこです。

✿膀胱がゆがむさま

腹圧をかけておしっこを出す場合は、また、ちがった形の筋肉の共同作業が起こります。あらかじめいっておきますが、これは間違ったおしっこです。

最初の間違いとして、まず、当人の「気張っておしっこを出さなくてはならない」という意志があります。腹圧がかけられます。

腹圧は横隔膜《おうかくまく》（胸腔《きょうくう》と腹腔《ふくくう》を区切る筋肉）が地面の方向に圧力をかけるという作用です。膀胱には上からの力のみがかかります。

正しいおしっこの場合と違い、膀胱は上から強制的に押しつぶされる形になるのです。ですから、内尿道括約筋はその圧力にびっくりして、むしろ漏らすまいとして締まる方向でがんばります。

そういった膀胱、内尿道括約筋の反応とはまったく別の、当人の意志が上から腹圧をかけてきます。

最終的には内尿道括約筋は圧力に負けて、おしっこは出てきます。外尿道括約筋は当人の意志にしたがってゆるんでいますから、身体にとっては不本意な形ですが、おしっこは出てくることになります。

というわけで、総合的に見ると、膀胱にとっても　尿道にとっても負担のかかる間違ったおしっこになってしまっています。

膀胱、尿道、そして2つの尿道括約筋の連携プレーと腹圧との関係を可視化しましょう。70、72ページの風船の写真を見てください。

風船はおしっこが溜まった状態の膀胱のモデルです。風船の空気を吹き込むための細くなっている部分は尿道。尿道の上下で、指で押さえられている部分は2つの尿道括約筋ということになります。

①〜④の写真では内、外、2つの尿道括約筋がゆるむことで尿が出る道が開かれ、風船が何も入っていない状態の大きさに戻ろうとする力（排尿筋の力）でおしっこ（風船の中の空気）が押し出されていきます。

内尿道括約筋は本人の意志とは関係なくゆるむ筋肉でできています。膀胱が縮もうとすると同時にゆるみます。

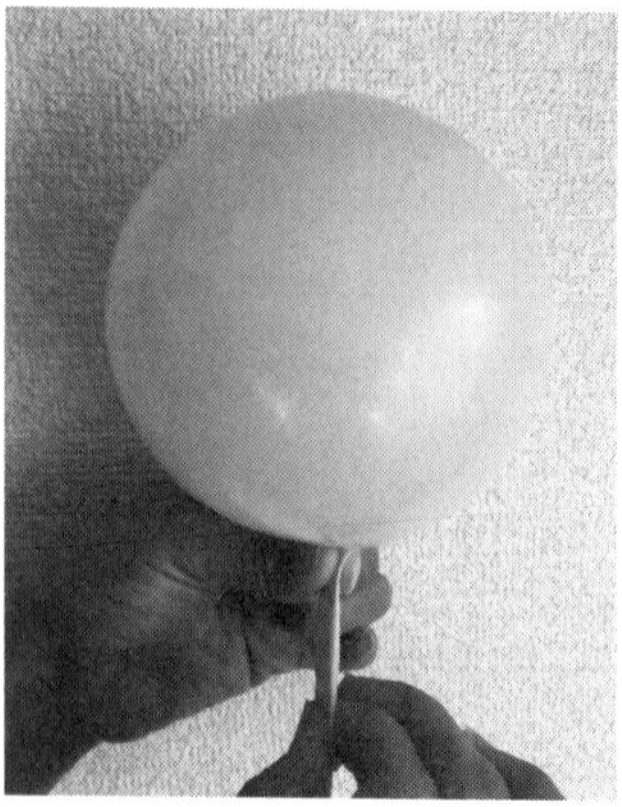

①内尿道括約筋も外尿道括約筋も締まっている状態

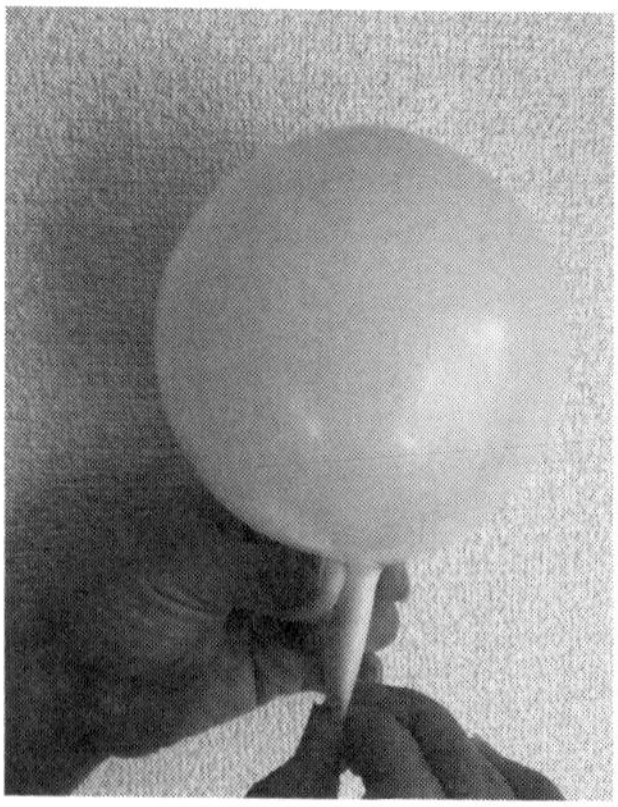

②内尿道括約筋はゆるんだが、外尿道括約筋は締まっている状態。おしっこは意図的にとめられている

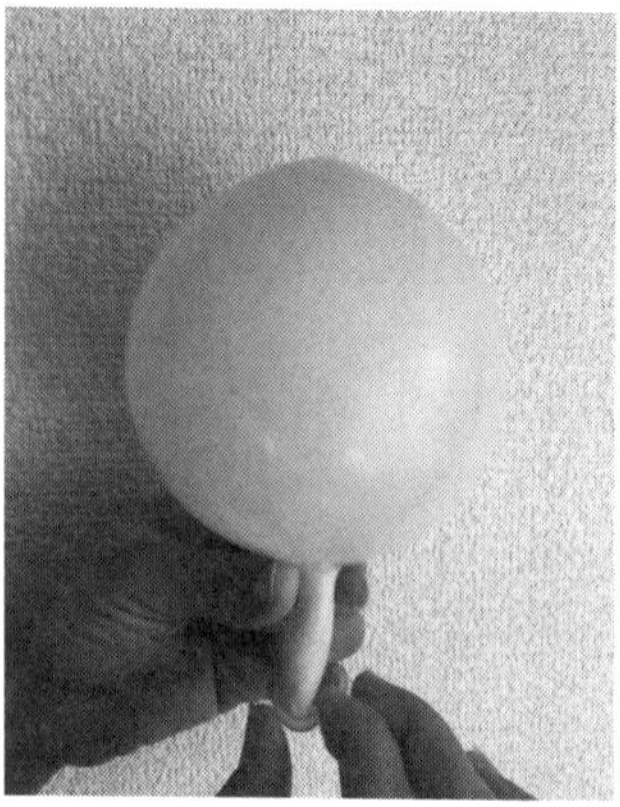

③内尿道括約筋も外尿道括約筋もゆるんだ状態。排尿筋の力で排尿中

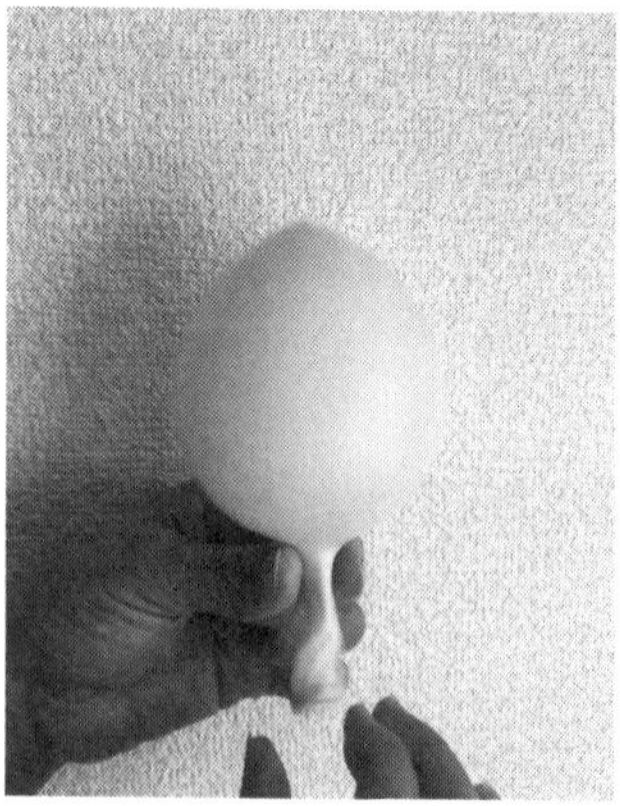

④排尿筋の力でおしっこをしているので膀胱は丸いまま、ゆがむことなく縮んでいく

準備ができるまで尿が漏れないように働いているのは外尿道括約筋です。こちらは意志の力でぎゅっと締めることができます。つまり、トイレに行くまで漏らさず、準備ができたら意識的に力を抜くことでおしっこを出すことができるというわけです。

写真を見ていただければわかるように膀胱（風船）は球体を保ったまま、ゆがむことなく小さくなっていきます。これが正しいおしっこです。

⑤～⑧の写真では腹圧をかけておしっこを押し出すモデルが示されています。

腹圧とは横隔膜による圧力。したがって、横隔膜から下に向かっての力（上から押さえてくる手のひら）となります。

膀胱にかかる力も上から下に。膀胱が押しつぶされて楕円形《だえんけい》になっていることが写真からもおわかりいただけるでしょう。

膀胱が自然に縮むのではないので、偏った力がかかって排尿中の膀胱はゆがんでいます。

その力に対抗して内尿道括約筋はおしっこを漏らすまいと締まり（内尿道括約筋に当たる部分にある手）、腹圧とけんかするのです。

それでも、結果的におしっこは出ていきます。間違ったおしっこという形で完了するのです。

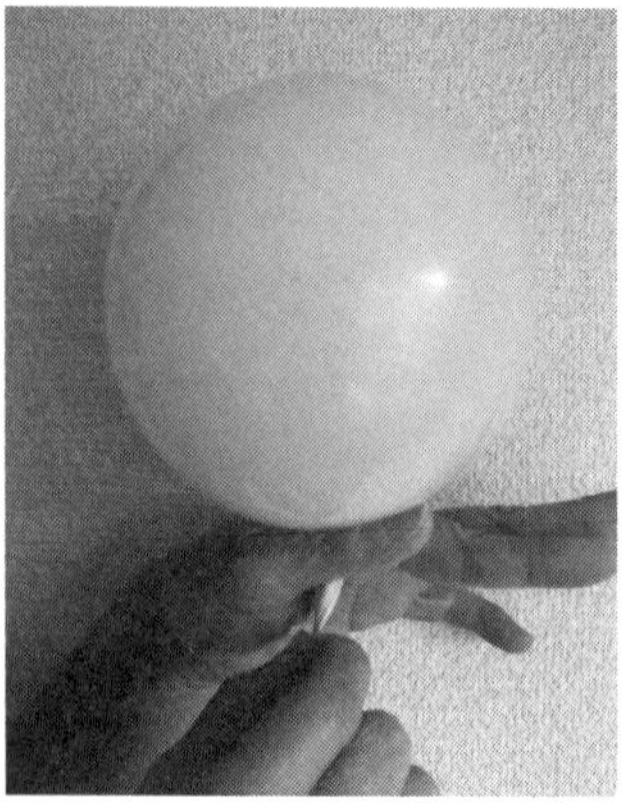

⑤内尿道括約筋も外尿道括約筋も締まっている状態

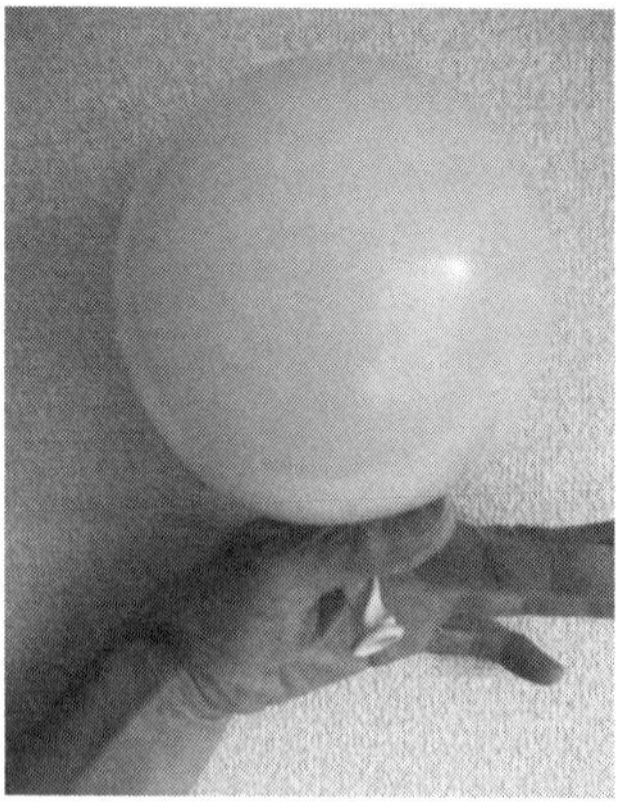

⑥外尿道括約筋はゆるんでいるが、内尿道括約筋はまだ締まっている状態

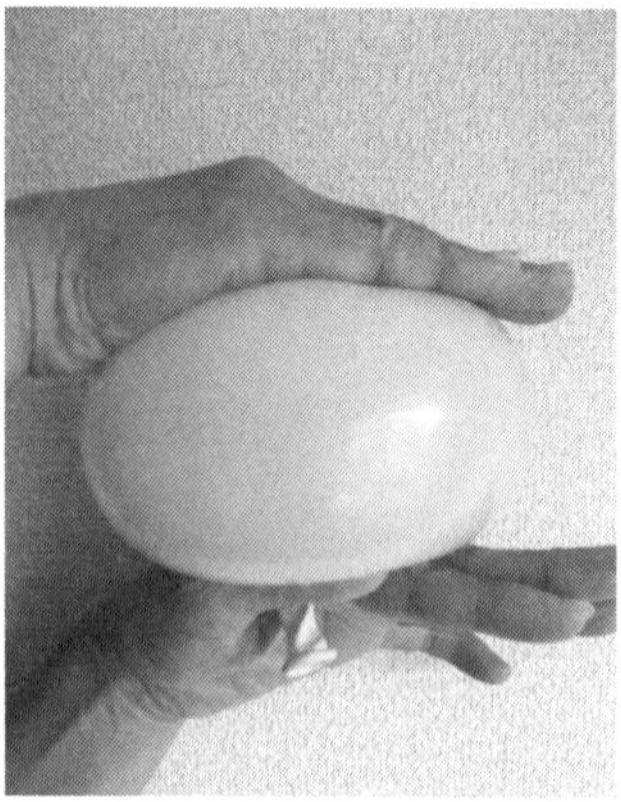

⑦腹圧がかかり、膀胱はゆがんでいる状態。内尿道括約筋はゆるんでいない

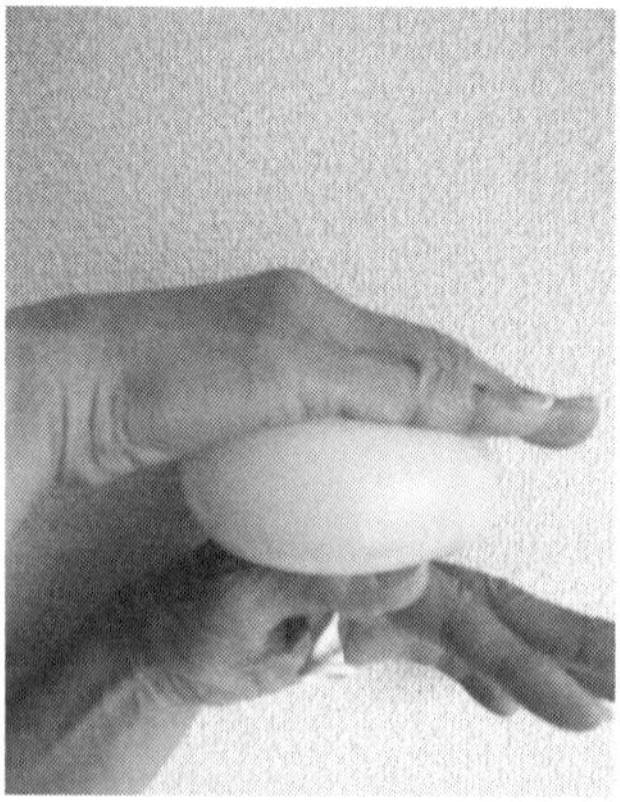

⑧腹圧で強制的におしっこが出ていく。膀胱はゆがんだまま縮んでいく状態

骨盤底筋にも圧力

では、間違ったおしっこでは、何が起きているのか、なぜ悪いことなのか、困ることなのかをもう一度確認しましょう。

間違ったおしっこでは腹圧で膀胱に圧力を加えています。強制的に膀胱を縮ませています。これが1つ目の負担です。そのような形で膀胱に圧力を加えた場合、膀胱の縮み具合はどうしても不十分になります。そのため、**残尿感も出てきて、体感的にはすっきりしないおしっこになります。**

また、上からの圧力で押しつぶされるので、毎回のおしっこで膀胱が常に球体を保つ自然な形で縮むことがないのです。これが、膀胱への2つ目の負担です。そのうえ、内尿道括約筋は収縮したまま、おしっこを通さない状態にもかかわらず、無理やりおしっこが通ってくるということになります。これは尿道への負担になります。

さらに、腹圧をつかう強制的なおしっこは膀胱や尿道に負担をかけるばかりでなく、その下に位置する骨盤底筋にも垂直方向に圧力をかけます。つまり、骨盤底筋にも余分な負担をかけています。

この無理な力の重なりが骨盤底筋、尿道、膀胱に結果的に負担をかけるというわけです。その負担が積み重なることで尿もれの原因がつくられていくのです。

毎日毎日、その**間違ったおしっこを、一日平均で7〜8回という回数を積み重ねていくことで骨盤底筋は、その回数分、ダメージを受けつづけます。**それが尿もれの原因となるのです。

それればかりでなく、適切な手段を取らず、尿もれをそのままにしておくと、さらに困ったことがやってきます。**便もれを起こし、はては骨盤臓器脱**（骨盤の中にある、子宮や直腸や膀胱が膣へと落ちてきて、膣からはみ出す症状）という不具合をまねきます。つまり、間違ったおしっこに対してどう処置するかが、人生の質、つまり、これからも自分にとって快適だと感じられる生活を送れるかどうかにおいて、重要なファクターになるのです。

骨盤底筋へのさらなるダメージ

便秘や肥満も負担に

骨盤底筋に負担をかけているのは「間違ったおしっこ」ばかりではありません。女性の場合、人生の中で図《はか》らずも骨盤底筋に負担のかかる出来事がいくつかあります。妊娠、出産、閉経、加齢です。

まずは、妊娠です。妊娠の過程が進むうちに、おなかの中で赤ちゃんは育っていきます。四足歩行の動物ならば大きくなっていく赤ちゃんは腹筋にささえられます。ところが、人間は直立歩行であるため、赤ちゃんは腹筋にささえられるというよりは、むしろ、骨盤底筋にささえられる形となっています。

骨盤底筋は胎児を10カ月という長い間、ささえつづけます。そのうえ、赤ちゃんは受精の段階からどんどん、どんどん、育っていきます。どんどん、どんどん、重くなります。この過程で、赤ちゃんが大きく育てば骨盤底筋への負担はますます大きくなります。

そして出産。妊娠中からがんばってきた骨盤底筋にさらなる試練が課されることになります。出産の最後の過程では子宮口は10センチ近くまで広がり、そこを赤ちゃんが通って生まれてきます。

このとき、「いきむ」ことが赤ちゃんが生まれてくる助けとなります。お母さんはがんばって、いきまなければならないのです。ところが、悲しいかな、その「いきむ」ことが、そして「赤ちゃんが通る」ことが骨盤底筋に大きな負担をかけることになります。その結果、骨盤底筋はダメージを受けます。傷みます。

また、骨盤底筋が十分につかわれていないため、硬くなっています。赤ちゃんが生まれ出てくるときに、会陰部《えいんぶ》（肛門と外陰部の間の狭い部分）が裂けてしまうこともあります。それを避けるために、ハサミで切り開きます。それも骨盤底筋のダメージになります。

さらに、人によっては骨盤底筋の感覚が鈍《にぶ》くなるために、一時的におしっこが出なくなることもあります。

さらには、女性の誰もが年齢を経れば体験する出来事がやってきます。その出来事とは……閉経です。閉経は骨盤底筋にとって、妊娠や出産とはちがう負担となるのです。ちょっと説明させていただきましょう。閉経とは卵巣の機能が低下し、女性ホルモン（エストロゲン）濃度が落ちて、月経が終わるという現象です。エストロゲンには骨盤底筋を補強する役目があります。

補強する役目があるということは、濃度が落ちれば骨盤底筋の厚みが薄くなったり、ゆるんだりするという状況が発生するという因果関係です。

さらに加齢が追い打ちをかけます。加齢によって起きる筋力の低下が骨盤底筋にも起きるので、骨盤底筋も弱るのです。

そのほかにも骨盤底筋に負担をかける要因があります。

ひとつは**便秘**。硬い便を押し出すとき、出産と同じように「いきみ」ます。これは出産でも説明させていただいたように、骨盤底筋にとってかなりの負担をかけることになります。便秘がちになると頻繁《ひんぱん》に「いきむ」ことになり、それだけに骨盤底筋への負担が増えることになるのです。

もうひとつの要因は**肥満**です。体重が増える分、いろいろなところに負担がかかっていきます。というわけで、骨盤底筋がささえる重量は増えていきます。つまり、骨盤底筋の負担が増大するというわけです。

このようなたくさんの重荷を背負いながらも、骨盤底筋は今日も縁の下の力持ちを続けているのです。骨盤底筋、ごくろうさまです。

3章

しゃがんで治す！
2週間尿もれ解消法

「ずるい尿もれトレーニング」のすすめ

✿骨盤底筋トレーニングはむずかしい!?

尿もれの根本的原因は骨盤底筋《こつばんていきん》の衰《おとろ》えだと、これまで述べてきました。ですから、骨盤底筋が原因なのに、それを鍛《きた》えずに、尿もれパッドをあてていても解決策といえない理由がわかりますね。

というわけで、根本的原因を解消するトレーニングをすることが最初の一歩です。

「尿もれには骨盤底筋トレーニング」とはよくいわれることです。

尿道のある骨盤底筋がしっかり働くようになれば、尿道が締まるようになって、一件落着という筋書きですね。

しかし、本当にそうでしょうか？　たしかに尿もれ対策のカギは「骨盤底筋」にあります。そのため、ごくごく簡単で、いかにも効果的だといわんばかりに、骨盤底筋トレーニングです、膣《ちつ》と尿道と肛門《こうもん》を意識して、これこれしてください、といわれることが多いのです。

しかしながら、実際のところ、すでに尿もれに悩んでいる方にとって、これは結構難度の高い要求です。

というのは、多くの方々はどうして、どのような経過で尿もれが起きるのかを認識していらっしゃいません。だから、安易に骨盤底筋が衰えているから動かしてトレーニングしていきましょう、といわれても困ることになります。

どうやってその筋肉を動かしたらよいかわからない、動いているという感覚がつかめない、ということが起きてくるからです。

実際、これまでに骨盤底筋がつかえていなくて起きているのが尿もれです。つかえていない筋肉を意識してください、さらには、動かしてくださいといわれて、はい、そうですか、といった具合に動かせるものでしょうか？

はっきりいって意識していない筋肉を動かせ！　といわれて動かすことはとてもむずかしい作業だといえます。

骨盤底筋が弱ってきているために、その筋肉に対するご自分の感覚が鈍くなっているからです。

❀ちがうアプローチを!

骨盤底筋は自分の身体の一部であることは確かですが、あまり意識、そして認識されている部分ではないのです。ですから、よくわからないというのは当然の反応です。

さらに衰えてきている部分を動かせということ自体が無理難題をふっかけていることになるでしょう。

自分の身体の一部といえども、どうやって動かしたらよいかよくわからないでしょう。つまりわからない部分を動かすことはむずかしい、ということになります。

となれば、無理して骨盤底筋を動かすという無駄な努力をするよりも、ちがう方面からのアプローチを考えるのがよいですね。

ということで、何をしたらよいかをお話しする前に、なぜちがう方面からのアプローチ

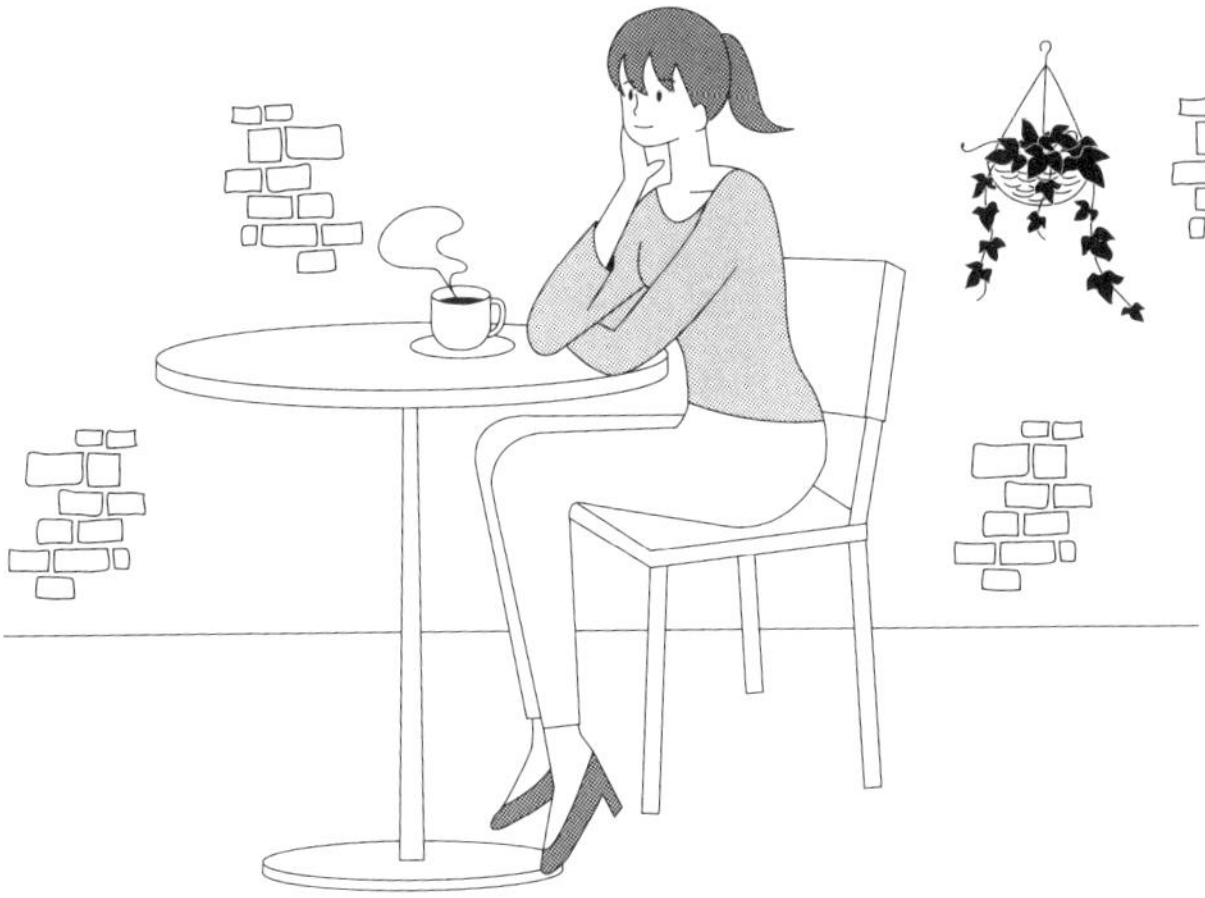

ができるのかを知ってください。

まず、イメージしていただきたいのです。

身体の筋肉はたくさんありますね。前に書きましたが、６５０以上あります。そこで、質問です。

それらの筋肉はばらばらに働いているのでしょうか。それとも、協力し合って働いているでしょうか。

そうです。協力し合っているんです。

たとえば、喫茶店のテラスに座って、香りのいいコーヒーを味わおうとしているとします。

運ばれてきたコーヒーのカップをソーサーから持ちあげる。

香りをたのしむ。

口元に運ぶ。

ちょうどいい具合にコーヒーを飲む角度にカップを傾ける。

カップを水平に戻す。

香りと味を楽しみつつ、カップをソーサーに戻す。


この過程で、どれだけの筋肉をつかっているでしょうか。

これらの動作の中で、たったひとつの筋肉だけでおこなわれた体勢があるでしょうか。

そうなんです。お祭しのとおり、そこではいろいろな筋肉がつかわれています。

人間のひとつひとつの動作は、たくさんの筋肉が連動し、協力して、起きている現象なのです。

まわりから攻めていく

この筋肉の連携プレーをイメージすると、骨盤底筋もそれ自体をトレーニングすることではなく、ほかの筋肉からの可能性を考えることができそうですね。

突破口になります！

いまの時点で意識して動かせる筋肉をつかって、なんとか尿もれ対策にならないものか？　というアプローチです。

肝心な骨盤底筋という部分はうまく意識できず、そのため、直接動かせなくても、まわりからじわじわ攻めていくことはできるはずです！

そこをわかっていただいたところで、自信を持って提案させていただくのが「ずるい尿もれトレーニング」という、簡単で効果の高い尿もれ解消法になります！

ずるい、というだけに、すっごく簡単です。ほんとに、ずるいくらいに！

ではいきますよ〜〜。

それは……

1日10回2週間、ただしゃがむだけ

✿しゃがみ方のコツ

まずは、とにかく、肝心かなめは……ここにあります。

いちばんやっていただきたいエクササイズは、**ただただ、純粋にしゃがむことだけ。**

スクワットのように膝《ひざ》の位置と足先の位置の関係を意識しなくても構いません。

いわば、おしっこの自然の要求に対して、和式トイレでしゃがむときに膝と足首がどのような関係にあるかなんて意識してます？　意識などしていないというのが本音《ほんね》のところではないでしょうか。

いってみれば、緊急時です。

それも、トイレでしゃがむのもせいぜい１日10回ですから、気にしなくても大丈夫な範囲だといえます。

ですから、安心してしゃがみこむ。それだけでも十分効果がありますので、やってみてください。

１日10回という範囲内で、長期間、やればやるだけ、それなりの効果があります。が、まずは**１日10回、最低で２週間、挑戦してください。**

１日10回２週間、ただしゃがむだけ！

それだけです。

▼ベストなしゃがみ方とそのポイント

1　足を肩幅に開いて立ち、（身体の安定のために）手を前に出す（前へならえの感じ）
2　おしりがかかとにつくまで、一気にしゃがみこむ
3　一息おいて立ちあがる

＊注意点①　しゃがむときや立ちあがるときにふらつく場合は、壁に手をつく、いすの背もたれをつかうなどして、身体をささえてください。

＊注意点②　足首の硬い方は、おしりがかかとにつくまでしゃがみこむことがむずかしい場合が多いです。また、しゃがみこんだ時点で後ろに引っくり返る場合もあります。はじめてこのエクササイズに挑戦するときには、注意点①を守りつつ、ゆっくりやってみることをおすすめします。

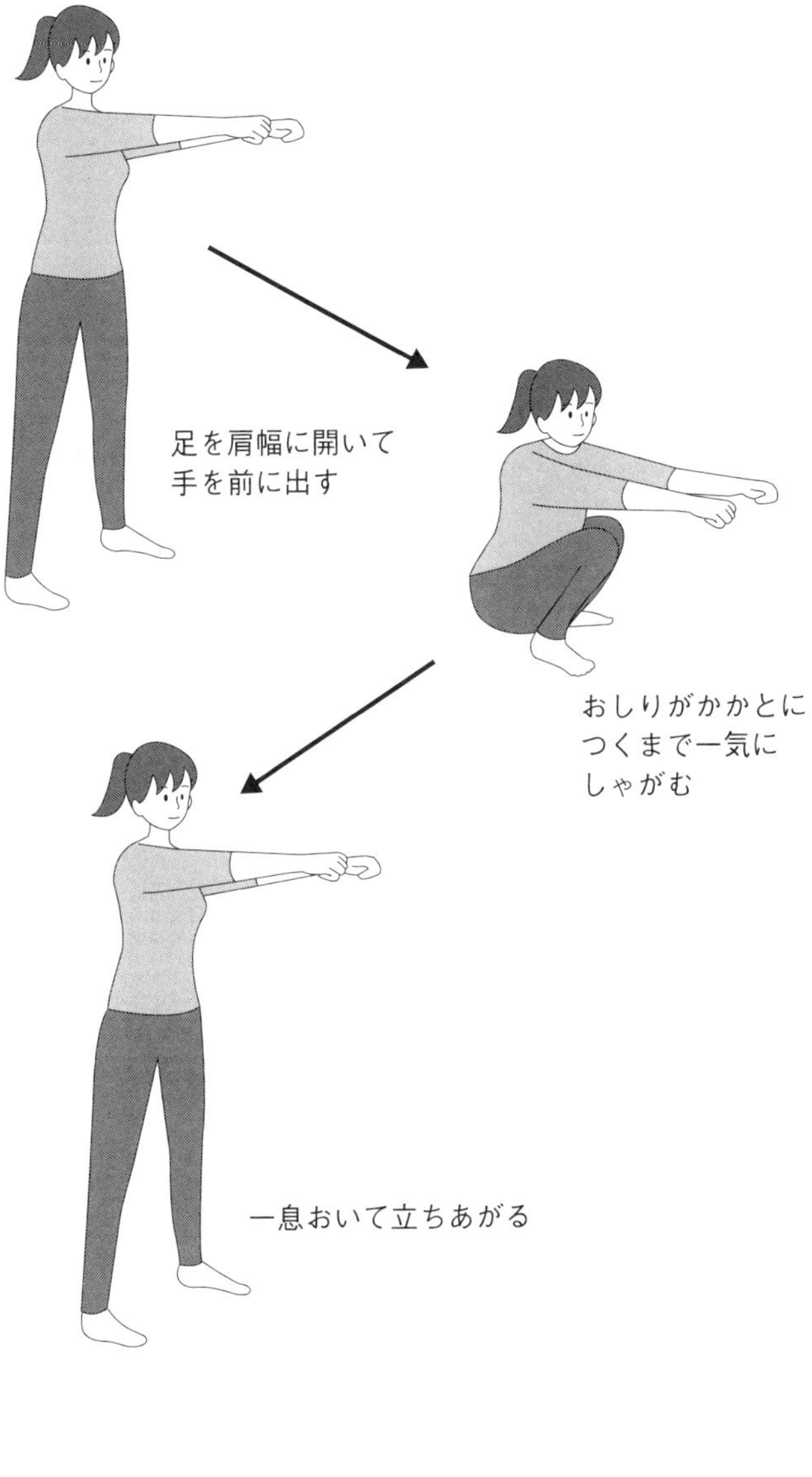
足を肩幅に開いて
手を前に出す
おしりがかかとに
つくまで一気に
しゃがむ
一息おいて立ちあがる

▼おしりがかかとにつかない方のためのエクササイズ

次の足首のエクササイズをおこないながら、徐々におしりがかかとにつくようになる過程を楽しんでください。

1　いすに浅く腰かけ、左足のももの上に右足の足首をのせる
2　右足の指の間に左手の指を入れて握手する
3　右手の親指とほかの四指で右足首の少し上を固定する
4　右足の足首を中心として、左手で大きく円を描くように足先をゆっくり10回まわす
5　4とは反対方向に足先をゆっくり10回まわす
6　同様に左足の足首をまわす

1〜6を1セットとして1日2セットおこないます。しゃがむエクササイズとは別におこなってもいいです。

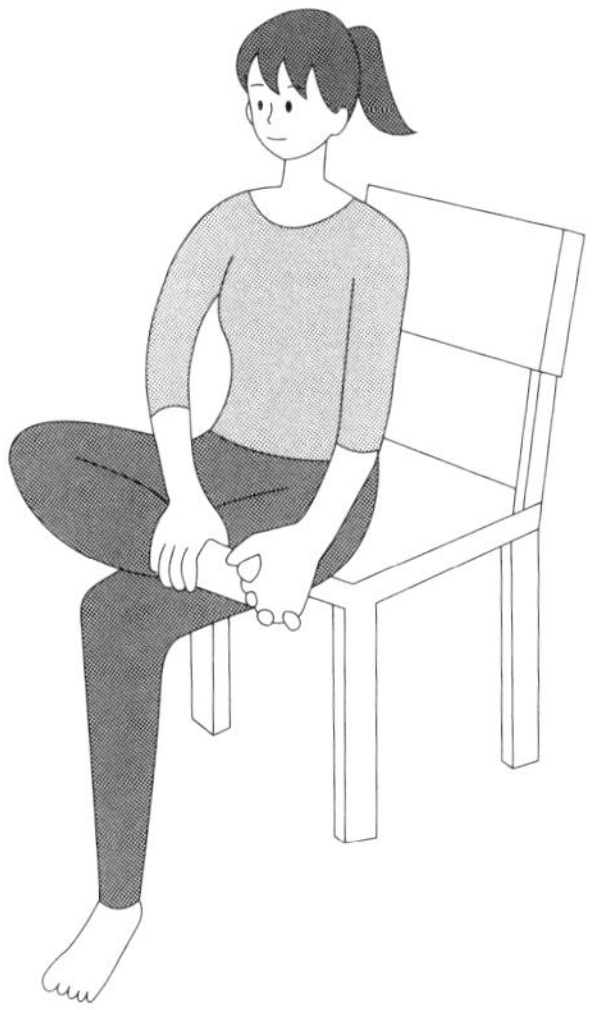

右足の指の間に左手の
指を入れて握手する。
右手で右足首の上を固定し、
足首を中心にして足先を
大きくゆっくり10回まわす

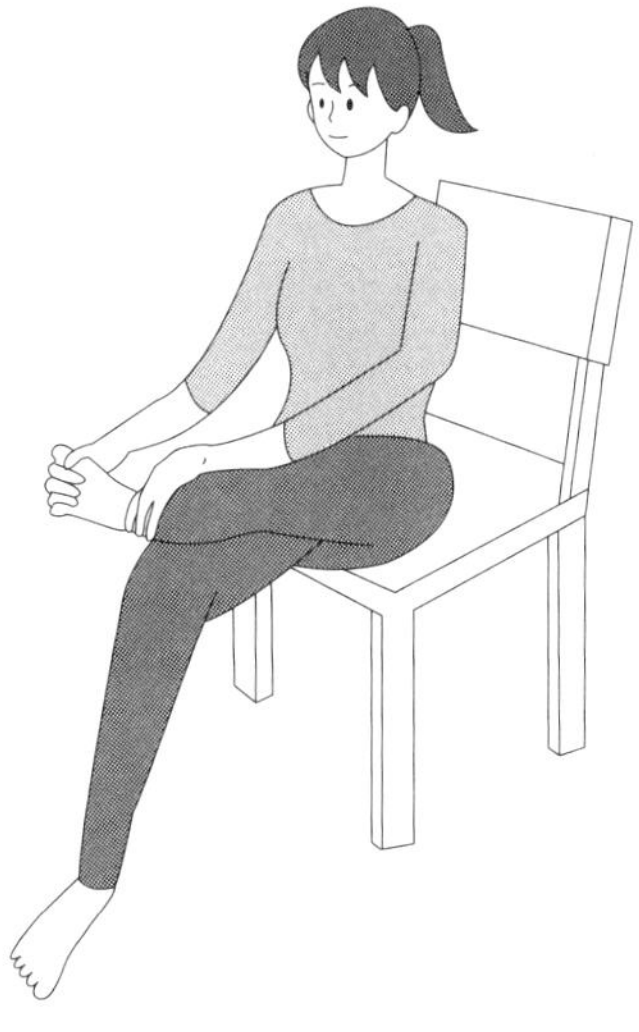

左足も右足同様に
おこなう

とにかくしゃがむ!

とにかく、しゃがむエクササイズをやってみてください!

思い立ったら、ひとしゃがみ。まとめて10回でもいいですし、気がついたらしゃがんでみる、でもよいのです。

とにかくしゃがむ。

たとえば、落としたハンカチを拾うのにしゃがむ、でもよいです!

かわいいネコがいたら、ちょっとご挨拶がてらしゃがんでみましょう。距離は保っていただいたほうがいいかもしれませんが……。

あるいは、道端に可憐な花を見つけたら、しゃがんで愛《め》でるでもいいのです。

ただし、立ちあがるときには気をつけてくださいね。

最初のうちは筋肉が対応できない範囲かもしれません。おそらくは、しゃがみきってしまった体勢から立ちあがることがたいへんな方もいらっしゃることでしょう。

その場合に備えて、トレーニングの初期のころには、地面に手をつけてとか、近くの壁に手をつくことで、身体をささえる手立てを持っておいてください。いすの背もたれを利用するのもいいかもしれません。

最初のうちは筋肉がしっかりしていないので、よろけることもあります。しゃがんだ体勢から立ちあがるのは下半身を中心に、たくさんの筋肉をつかうという、結構たいへんな作業なのです。

その身体をささえる準備をしておくという予防策を意識して、そのうえで、毎日やっていきましょう。

例として「１日10回しゃがむ」ことを実行された50代女性のケースをご紹介します。

＊50代女性　大阪府

30代前半には毎日のようにジムに通い、４時間以上をエクササイズに費やしていた。その後、転居したことをきっかけにまったく身体を動かさなくなってしまった。

★「1日10回しゃがむ」エクササイズを試した感想

最近、家にいる間に突然尿意をおぼえることがよくあり、急いでトイレに行っても間に合わないことが多発していました。その中、たまたま山田先生の「1日10回しゃがむ」エクササイズを知る機会があり、さっそく試してみました。

2週間ほど試したところ、トイレに間に合わないということが減ってきました。しかし、間に合わないことが減ってきた時点で満足してエクササイズをやめてしまいました。すると、また、トイレに間に合わないということが頻発するように。これはまずいと思い、「1日10回しゃがむ」エクササイズを再開しました。気がつけば尿もれが確実になくなってきていました。おかげさまで、人前で気にしたり、恥《は》ずかしい思いをすることがなくなりました。感謝しております。

続けることも大切だということですね。

しゃがむのがしんどい方へ

また、しゃがむことがしんどい方もいらっしゃるでしょう。膝の痛みがあるために歩くことさえたいへんだという方の場合。あるいは、股関節《こかんせつ》が硬いために完全にしゃがみこむことができないという方の場合。しゃがみましょうとはとてもいえません。

そういう方の場合は100ページにあります、クッションを膝の間に挟《はさ》んでつぶすエクササイズがよいでしょう。

さらに簡単なエクササイズとして、90ページにご紹介した、おしりがかかとにつかない方のためのエクササイズをして、さらに骨盤底筋につながる神経を刺激する方法をおすすめします。足裏をもむという方法です。青竹踏みも足裏をもむことになります。

ここで、このやり方さえめんどうくさいという方のために、そっと究極の簡単エクササイズをご紹介しておきましょう。

1　ラップやアルミホイルを使いきったあとの芯を用意する

2　芯のまわりにタオルを巻き、タオルの両はしを輪ゴムで止める

3　できあがったタオル巻きの芯を床に置き、その近くにいすを置く

4　そのいすに腰かけ、その芯を右の足裏にあたるようにセットする。左足は床につけて身体のささえにする

5　足裏に芯をあてながら前後に10回コロコロと転がすようにして、足裏を刺激する

6　次に左の足裏を芯にあてる。右足は床につけて身体をささえる。左足で芯を10回、コロコロと転がす

最低、1日1エクササイズをおこなってください。

1日1回でも効果はありますが、理想的には、この**究極簡単エクササイズは1ヵ月ほど毎日3回おこなってください。**効果が早く出ます。

骨盤底筋を強化する超簡単なエクササイズ

✿おしり歩きを！

おしり歩きは、ウエストまわりの筋肉をつかうことで骨盤底筋を元気にするというものです。

長座の体勢（足を伸ばした状態で床にすわる）で、おしりを片方だけ床から持ちあげることがむずかしいかもしれません。そういうときには、持ちあげようと思う側のウエスト部分を縮めるという意識を持ってください。

上げ下ろしができるようになったら、上げたおしりを前進させる、前に持っていくことに挑戦しましょう。

ある程度（2～3メートル）前進できるスペースのある場所でおこなってください。

1　床に両足を伸ばしてすわる。いわゆる長座の姿勢

2　右のおしりを前に出して、身体をひねる感じで前に1歩進む。右足が左足に比べて少し長くなっている感覚。次に、同様に身体をひねって左のおしりを前に出して1歩、という具合に前に進む。いってみれば、1歩、2歩、とおしりで歩く感じ。その感覚の繰り返しで、10歩前に進む。よくがんばりました！

3　それでは、もう少しがんばりましょう。その次の段階は「後ろに10歩」。右のおしりを後ろに出して1歩。そして、左のおしりを後ろに出して、さらに1歩。これを繰り返して10歩がんばりましょう！

4　これで1セット。十分がんばりましたね！

この1セットを毎日、朝と夜に繰り返しましょう。

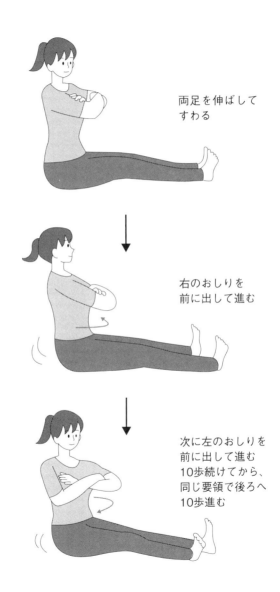

両足を伸ばして
すわる

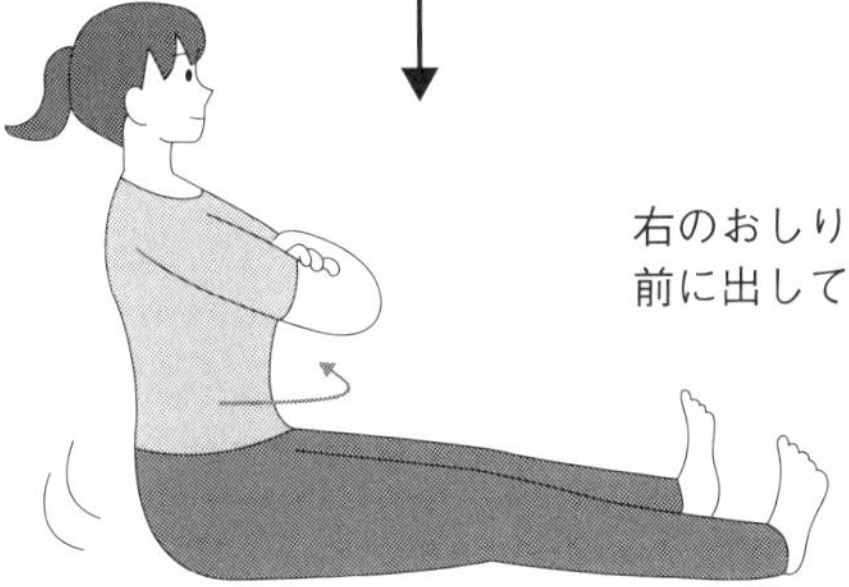

右のおしりを
前に出して進む

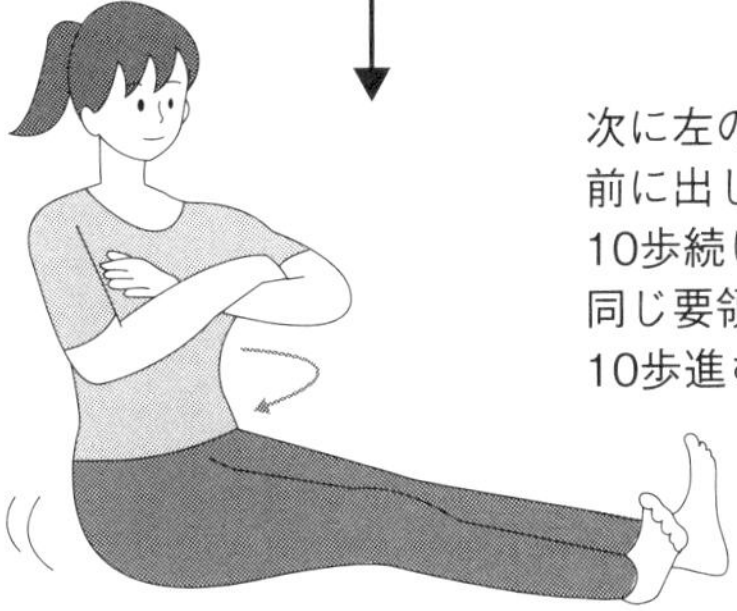

次に左のおしりを
前に出して進む
10歩続けてから、
同じ要領で後ろへ
10歩進む

✿膝の間にクッションを挟んでつぶす！

内転筋（太ももの内側にある筋肉の集合）を鍛えることで、骨盤底筋に刺激を与えます。

1 四角いクッションかパンヤあるいはスポンジのはいった枕を用意する
2 用意したクッションあるいは枕を膝の間に挟んで立つ
3 挟んだ上でふくらはぎや両足の隙間をなくすイメージで、ふくらはぎ、太ももをくっつけることを意識して膝や内ももを締める
4 2秒に1度くっつける方向に力を入れること10回×3セット。そのあとで両膝を10秒間くっつけることをキープして1セット
5 クッションあるいは枕を外して、両膝がくっついている感覚が増しているることを実感する。筋肉の力が戻ったことを実感する

横
膝の間に挟んで
立つ

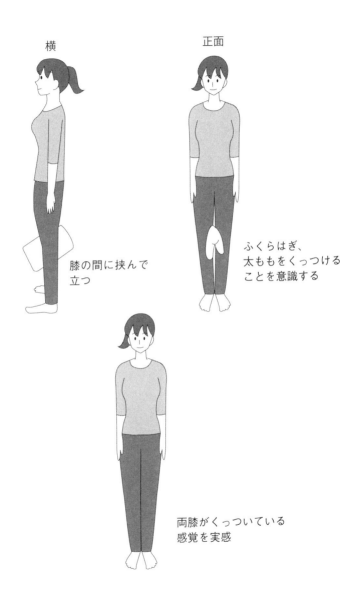

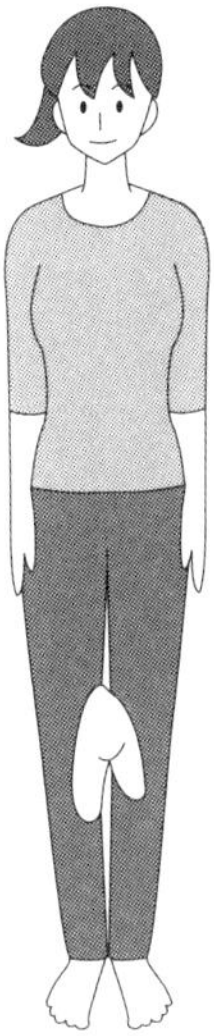
正面
ふくらはぎ、
太ももをくっつける
ことを意識する

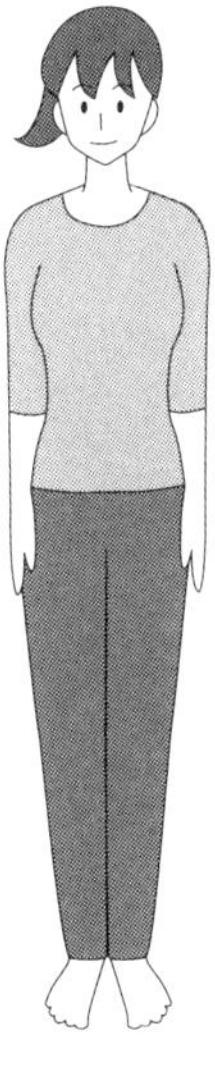
両膝がくっついている
感覚を実感

✿裏技！　膀胱マッサージ

2章で間違ったおしっこをしていると膀胱《ぼうこう》に負担がかかるというお話をしました。そのゆがみを取ったり、硬さを取ったりするための膀胱マッサージです。

おなかの中にはいっている膀胱ですから、直接もみほぐすことはできません。そこで、横隔膜《おうかくまく》などの内臓を囲んでいる筋肉を、呼吸とともに大きく動かすことで中の膀胱をマッサージするという、いわば裏技です。

1　ふとんの上に仰向けになる（眠る準備ができているなら、ふとんの中で）
2　10呼吸、自然な呼吸をおこなう
3　口をすぼめて、息をなるべく細く吐く。思いきり吐くと同時に、おなかをできるだけへこませる
4　息を吸いながら、思いきりおなかを膨《ふく》らませる
5　3、4を20回おこなう

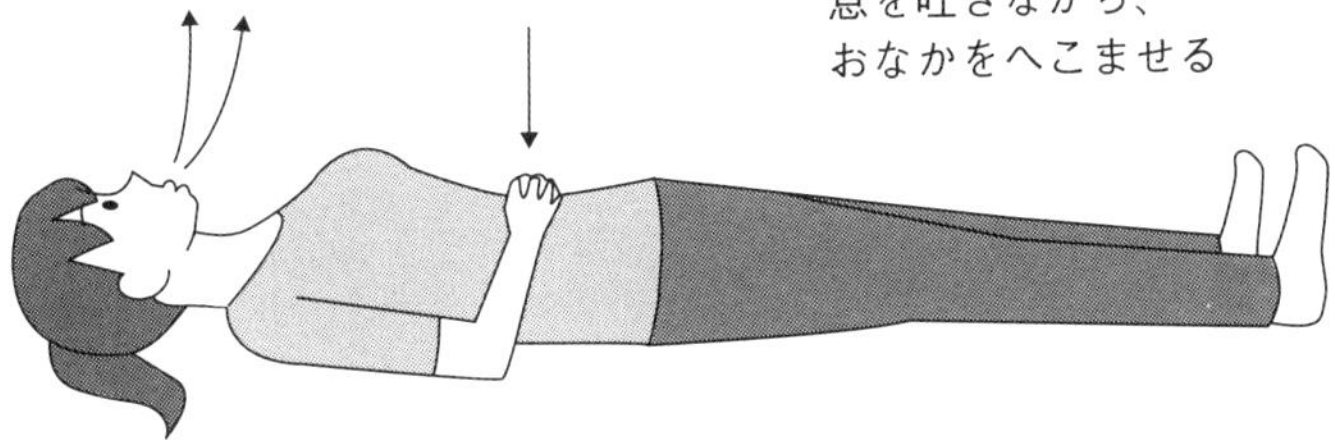
息を吐きながら、
おなかをへこませる

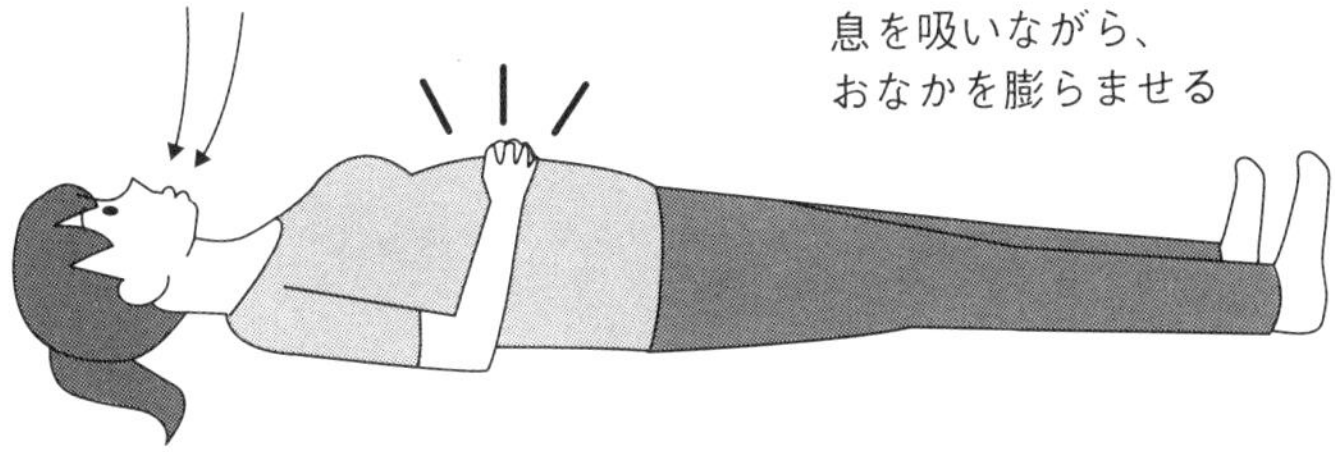
息を吸いながら、
おなかを膨らませる

とくに夜、ふとんにはいったときにおこなうと自然に眠りにはいれるというメリットがあります。ということで、**眠る前のふとんの中でおこなうことをおすすめします。**20回繰り返す前に眠りに落ちる方もあります。**安心して、そのまま眠ってください。**その眠気に逆《さか》らわないことで、充実した眠りが得られることでしょう。

おなかポコポコ!

これも一見、骨盤底筋とは関係なさそうですが、意外と効果があります。ぜひ、やっていただきたいですね。

とても簡単。思い立ったらいつでもどこでもできるエクササイズです。

1 おなかに両手をあてて立つ
2 思いきりおなかをへこませながら、強く短く息を吐く
3 1分間続けることを1セットとして、朝晩1セットずつおこなう

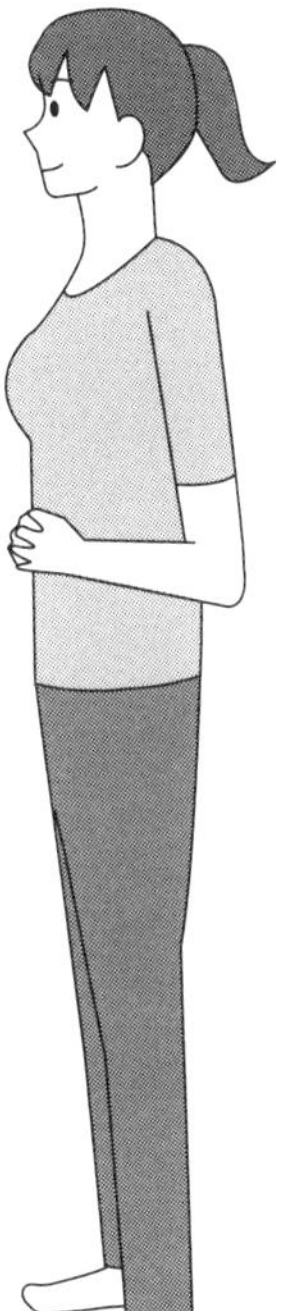

おなかに両手を
あてて立つ

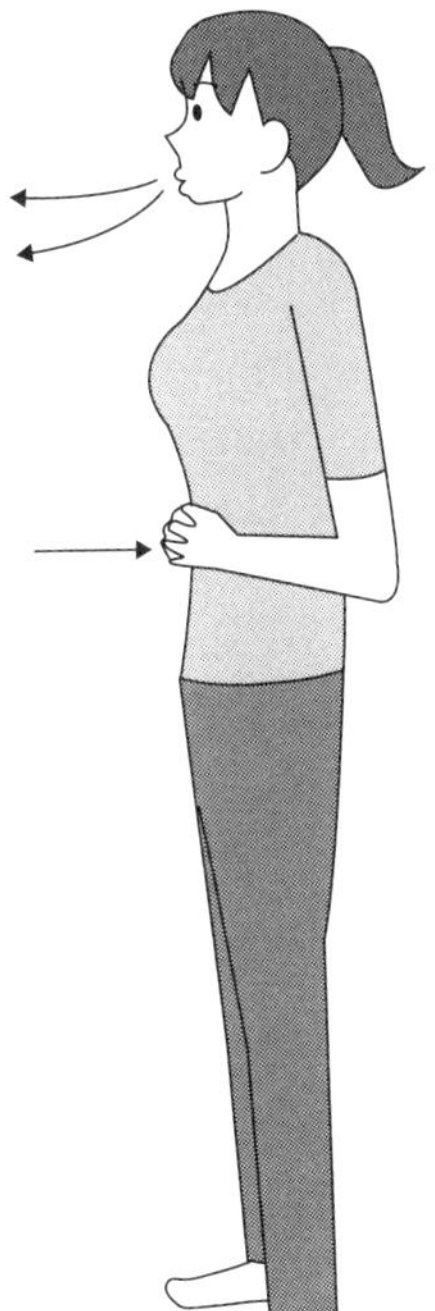

おなかをへこませ
ながら息を吐く

では、解説していきますね。

おなかをへこませることがまず最初の課題です。おなかの筋肉を意識することが少なかった方ならば動かしにくい部分になるので、焦《あせ》らずに、ゆっくり感じていきましょう。

まず、おなかに両手をあてて思いどおりにへこませましょう。そして、おなかをへこませると同時に、息をふっと吐いてください。

強く息を吐きながらおなかをへこませます。息を吐く間隔をだんだん短くするように、がんばってください。

ふっ、ふっ、ふっ、ふっ、と繰り返していってください。

それでOKです。

ちゃんとおなかの筋肉をつかっています。その筋肉をつかうという意識をすることで、十分なのです。

動かせている感覚がないように感じられても、実際には微細ながら骨盤底筋に刺激を送っているのです。その結果、骨盤底筋の力、作用を高めることができていくのです。

意識することの大切さがここにあります。その効果ばかりではありません。さらにうれしいことには、このエクササイズは**尿もれ解消ばかりでなく、おなかポッコリを解消**するという効果もあります。

筋肉をつかうことの相乗効果！　といえるでしょう。

ということで、**おなかポコポコ1分間、朝晩1セットずつおこないましょう。**

ひとつひとつの過程を納得がいくように進めていくことが大切です。その過程は脳で考えたことを働くべき筋肉に伝え、考えたとおりに動いてもらうということにつながるからです。

最初からスムーズにできるよりも、ひとつひとつの過程を大切にこなしていくという形のほうが身体と脳のコミュニケーションをとることになります。

ちょっと時間がかかるかもしれません。でもこちらのやり方のほうが身につきます。その先につながります。

家事をしながら、ちょこっとエクササイズ

家事をこなす間にできるエクササイズをご紹介します。

ちょっと意識するといろんな筋肉が鍛えられ、骨盤底筋力をサポートします。家電をつかいこなして楽をしながら、筋肉も鍛えましょう。

洗濯物を干すときに

全自動洗濯機をおつかいの方は、機会がないかもしれませんが、洗濯物を干すときはチャンスです。

内転筋、つまり太ももの内側の筋肉を鍛えることができます。間接的に骨盤底筋を鍛えることになります。

1　洗い終わった洗濯物をかごに入れて、干し場に運ぶ
2　しゃがんで、干し場に置いたかごから洗濯物を取り出す
3　立ちあがって洗濯物を干す
4　2、3を繰り返す
5　すべての洗濯物を干し終わったら、エクササイズも終了

和式トイレをつかわなくなったために、1日7～8回しゃがむということさえなくなってしまいました。

それを補うためにも、洗濯物を干すときの、このエクササイズがおすすめです。

気をつけていただきたいのは、かごから洗濯物を取り出すときの体勢です。

前屈で洗濯物を取り出すのではなくて、一度しっかりとしゃがみこんで洗濯物を手に取り、内ももの筋肉をつかうことを意識して、立ちあがるということですね。

このちょっとした動作を意識しておこなうことで、簡単に内ももの筋肉を鍛え、それによって骨盤底筋を鍛えることができます。

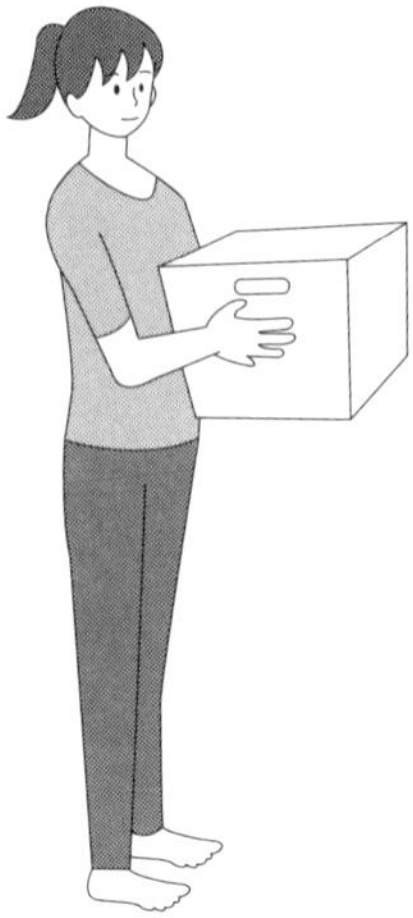

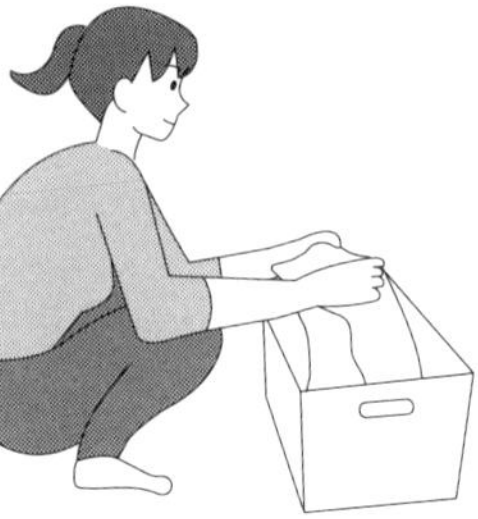

しゃがんで洗濯物を
取り出す

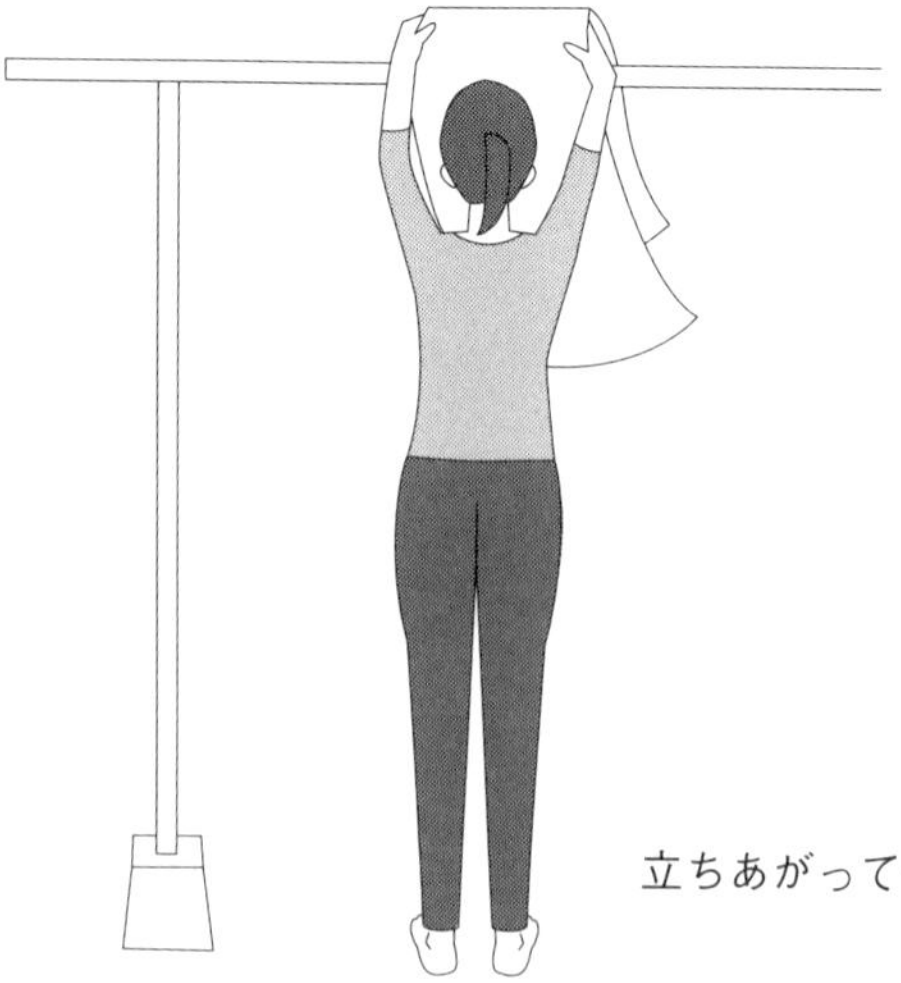

立ちあがって干す

✿掃除機をかけながら

掃除機をかけながらインナーマッスル（深層筋）を鍛えましょう。
インナーマッスルを鍛えることで、尿もれを解消することにもつながります。

1　掃除機を利き手で前にグッと押して滑《すべ》らすのと同時に、同じ側の片足を大きく前に踏みこむ
2　元の姿勢に戻る
3　1、2を10回繰り返す
4　掃除機を反対側の手に持ちかえ、反対側の足で1、2を10回繰り返す
5　1～4を場所をかえつつ、繰り返して、内ももの筋肉をつかうことを意識しながら掃除機をつかう
6　掃除が終わったところでエクササイズも終了

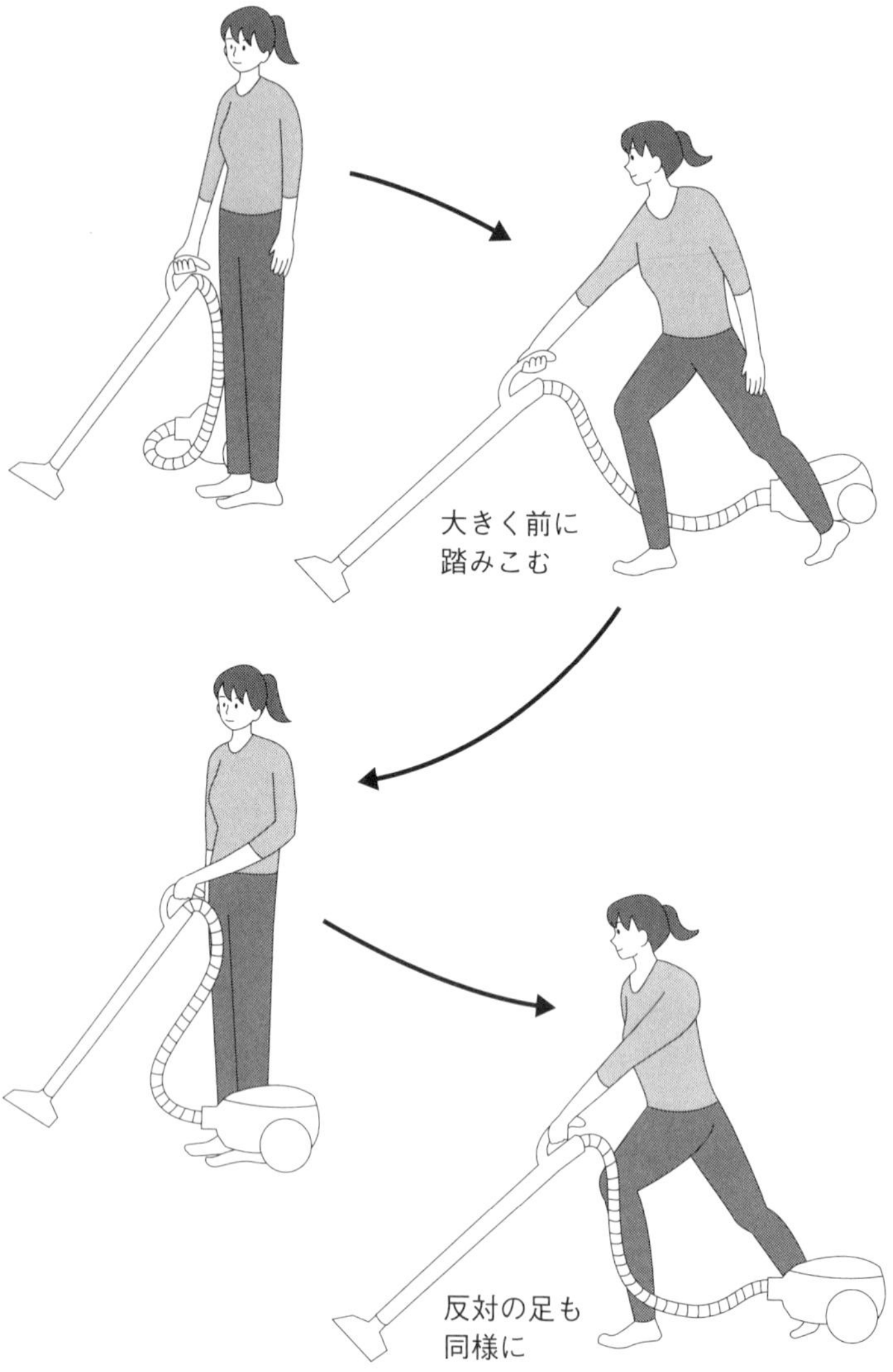
大きく前に
踏みこむ
反対の足も
同様に

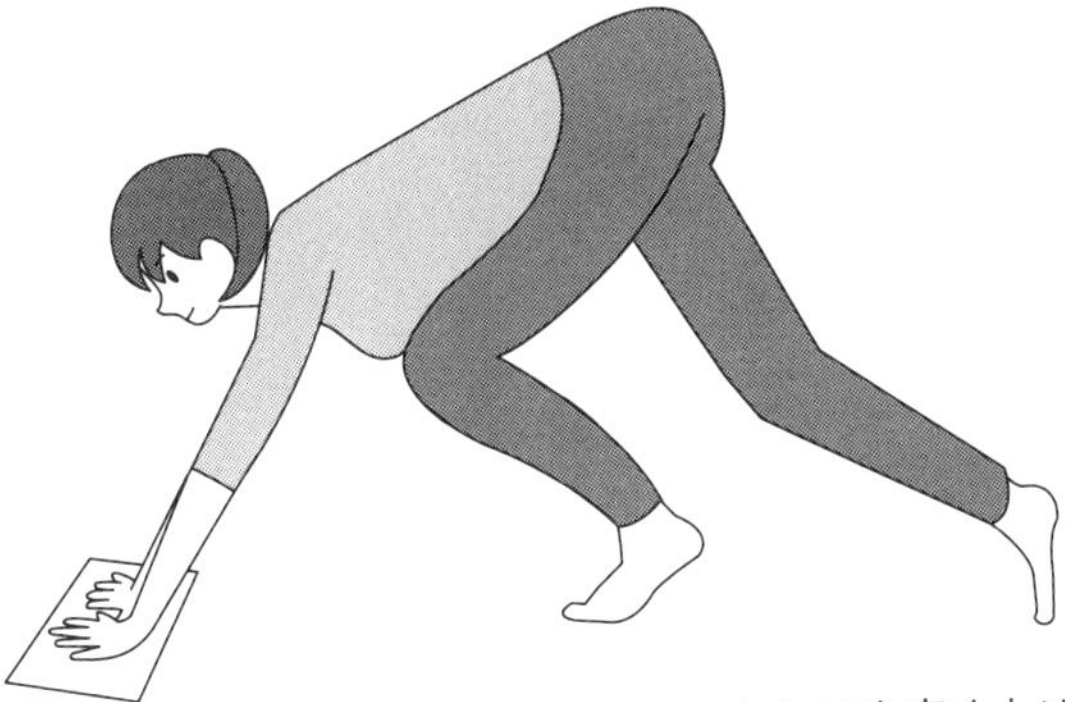

おしりを高く上げてふく

雑巾がけは全身運動

雑巾がけは想像以上に筋肉と体力を要求される行為となります。

ここでご提案した雑巾がけでは、とくに**足まわりの筋肉や股関節などに加え、腹筋が鍛えられます。**

それらの筋肉が骨盤底筋をサポートします。

そのうえ、身体を動かすことで脈拍が上がります。

血行がよくなり、動かした筋肉で生まれた熱が全身に運ばれます。

この熱が移動することによって可能になるのが、**間接的に尿もれをまねく要因になる冷えを解消**することです。

1　しっかり水を絞った雑巾を両手のひらで床に押しつける
2　おしりを高く上げて一歩一歩進む
3　部屋の端から端まで繰り返す

フロアワイパーで脇腹を鍛える

脇腹の筋肉が締まることで内臓をしっかりとささえることができ、骨盤底筋の負担を減らします。

フロアワイパーをつかうときに思いきり手を突き出すことと、同時に身体をひねることを意識しましょう。つまり、突き出した手と反対側の足を前に出すことを意識することが大切です。

1　フロアワイパーを右手に持つ
2　右手をできるだけ遠くまで突き出すイメージを持ってフロアワイパーで床をふく（左足を大きく前に出す）
3　右手を引っこめるとともに身体を直立に戻す
4　ワイパーをかける場所を変えつつ、1〜3を10回繰り返す
5　フロアワイパーを左手に持ちかえる
6　左手をできるだけ遠くまで突き出すイメージを持ってフロアワイパーで床をふく（右足を大きく前に出す）
7　左手を引っこめるとともに　身体を直立に戻す
8　ワイパーをかける場所を変えつつ、5〜7を10回繰り返す
9　1〜8を繰り返しながら掃除を完了する

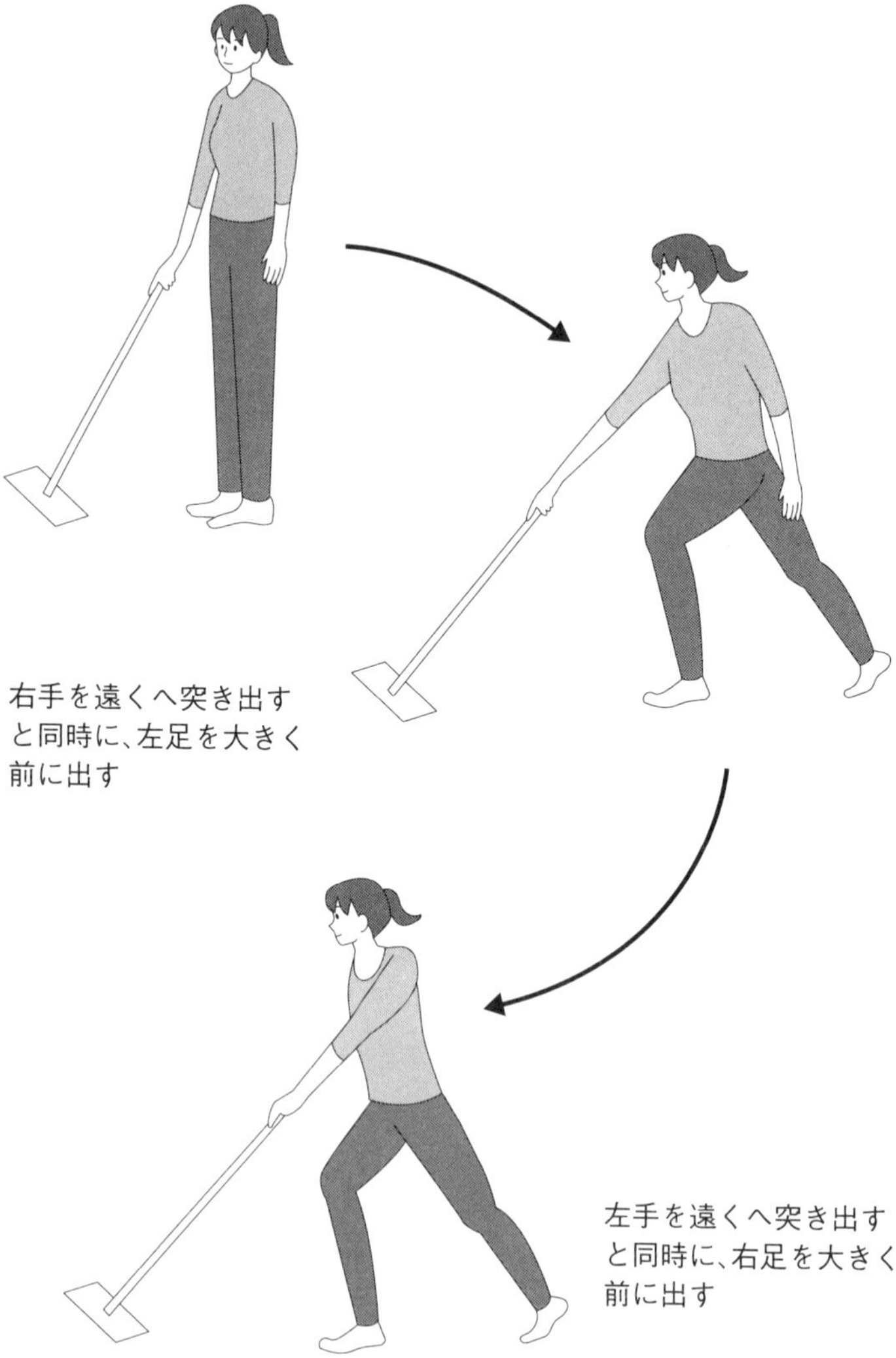
右手を遠くへ突き出すと同時に、左足を大きく前に出す
左手を遠くへ突き出すと同時に、右足を大きく前に出す

✿歯磨きしながらできること

歯磨きしながら、かかとを上げ下げします。

ふくらはぎを鍛えることができます。**ふくらはぎには足裏から骨盤底筋までつながっている神経が通っています。**

その神経を刺激して、骨盤底筋に刺激を送り、元気にします。

また、ふくらはぎという第二の血行ポンプをつかうことで、血行をよくして冷えを解消していきます。

1　歯磨きの準備をする

2　歯磨きをしながら、かかとを上げ下げする動作を繰り返す

3　3分間たったら終了

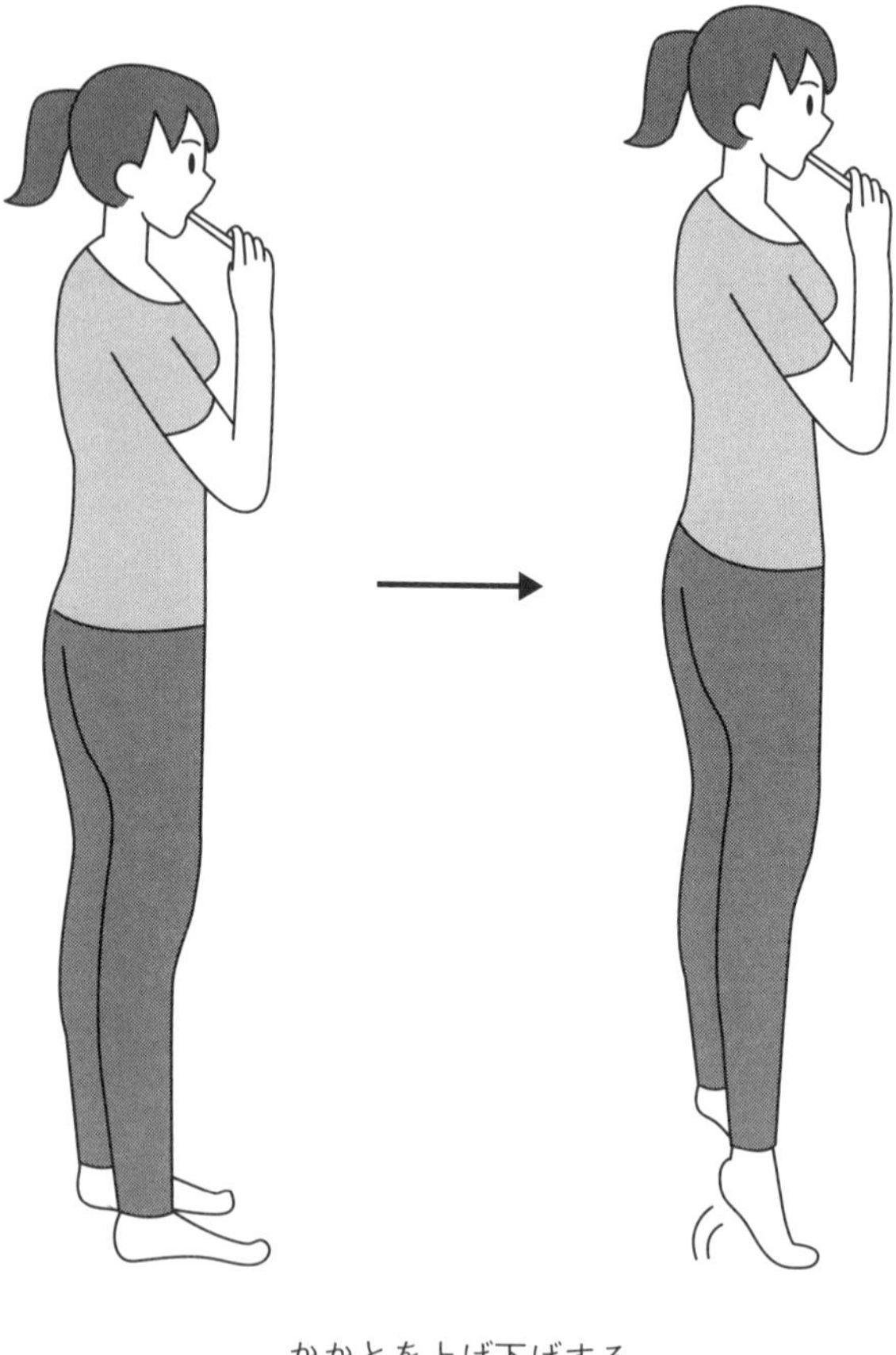

かかとを上げ下げする

着物で過ごすと

家事からちょっと離れますが、最近、日常的に着物で過ごされる方はどれくらいいらっしゃるのでしょうか。わずかといってもいいでしょう。

着物を着るというのはどちらかといえば正装でしょう。つまり、現代では着物はふだん着ではないということです。わたしにとっても着物はふだんは着ない服でした。

しかし、ひょんなことから着物に興味を持ち、着付けを勉強しました。そんなある日のこと、一日着物を着て過ごすことになりました。で、次の日に何が起こったと思いますか？

ほんとに信じられないことが起こったのです。それは、全身の筋肉痛です。

とくにきつい運動をしたわけではないのですよ！　着物を着て、外出して、それほど遠くない距離を歩きました。友人に会っておしゃべりをしながらランチを楽しみました。

彼女と別れてから1～2時間、三宮《さんのみや》のデパートやお店を冷やかして歩きました。そして、電車に乗って家まで帰ってきたのです。

たったそれだけのことなのに、帰宅して着物を脱いだら全身筋肉痛です。考えられる原因といえば着物しかありません。

着物で過ごしたため、ふだん洋服で過ごしているのとはちがう身体のつかい方をしていたのではないかということです。

とくにひどかったのは、**内ももの筋肉の痛み**でした。

着物を着ていると裾《すそ》をとても気にすることになります。裾の乱れはエレガントではありません。

乱れさせないためには常にしっかり内ももをつけていなくてはなりません。大股では歩きません。それが、きれいに歩くことにもつながるからです。

そのうえ、仕草にも気をつかいます。たとえば、着物を着ているときに、落としたハンカチをどのように拾うでしょうか。

前にもいいましたが、着物を着ているときにきれいに見えるためには裾を乱さないことです。ですから、両膝をつけたまま、膝を身体の横にちょっとひねってしゃがんで拾います。もちろん、レストランの席についているときや電車の座席でも膝はくずしません。

このように、常に膝をつけていることでいつもはつかわない内ももの筋肉をつかいまくったわけです。結果、筋肉痛になったのですね。つまり、視点を変えれば、洋服のときには内ももをあまりつかわなくても生活できてしまうということです。

また、その筋肉痛は内ももをつかっている結果だということは、すなわち、内ももの内転筋を鍛えるのに着物を着ることはとてもよいチャンスであることを示しています。

いままでに何度もお伝えしてきましたが、その内ももの筋肉の動きがまわりまわって、間接的に骨盤底筋をサポートし、鍛えることになるのです。

そう！　おわかりですね。最終的には尿もれを解消してくれることに！　素晴らしい効果ですね。

着物を着ましょう、とまではいいませんが、**日頃の生活の中で、なるべく両膝をつけていることを意識することは尿もれ対策としても大切です。**

4章

いまからでも「正しいおしっこ」レッスン

あなどれない！ おしっこのしかた

✿骨盤底筋のゆるみを加速

もうおわかりと思いますが、尿もれの原因で、いちばんにあげられるものは「骨盤底筋《こつばんていきん》」のゆるみです。

わたしたちの下腹部にある内臓（膀胱《ぼうこう》・子宮・直腸）は、骨盤の中で保護されていますが、その内臓をささえているのが骨盤底筋という筋肉です（くわしくは27ページ参照）。

この**骨盤底筋が弱ると内臓が下がり、膀胱や尿道が圧迫されて、尿もれを起こしやすい状態になります。そこに、くしゃみ、咳《せき》、運動などでおなかに強い圧力が加わると、こらえきれずに尿もれが起きてしまいます。**

本来ならば骨盤底筋が圧力に耐えて、尿道をしっかり締めるという機能があるのです。

しかし、現代の生活環境の中でそうするだけの力がはぐくまれないこと、骨盤底筋のゆるみが起きやすいことが尿もれの原因となっているのです。

そのうえ、**骨盤底筋のゆるみは正しいおしっこをしていないことで加速されてしまいます。** このことは1章、2章でも触れましたが、大事なことなので、さらにくわしく述べたいと思います。

これまで読んでいて、正しいおしっこなんてあるのかしら？　そもそも、わたしのおしっこは正しいのかしら？　と思った方も多いでしょう。

それは正しいおしっこを知らないから起きているのです。正しいおしっこがわかればちゃんと解決できることなのです。

5つの質問

まずは、これまでの一般的なおしっこのしかたはどのようなものだったのかを検証していきます。

いわば、おしっことは生理現象です。生まれてきて以来、どれほど繰り返してきたことでしょうか。

ですが、そのおしっこは意識的におこなってきたことですか？　あまり考えることもなく、生理現象としておこなってきたことがおしっこではありませんか？　いわば、おしっこが溜《た》まったな、おしっこをしたいな、と思ったらトイレに行くというプロセスですね。この段階ではこれといった意図のない、無意識の行為です。無意識にしてきたことが悪いというわけではありません。しかし、無意識におこなってきたことを意識してみることでわかってくることがたくさんあります。

ちょっと立ち止まって考えてみましょう。

おしっこが自分の意志でできるようになったのはいつのことでしょうか。赤ちゃんのとき、トイレトレーニングでおむつが取れて以来のことでしょう。

しかしながら、その後、いままでのおしっこは意図的におこなわれてきたことでしょうか？　また、知識に基づいたおしっこだったでしょうか？

トイレトレーニングが完了した時点では、必ずしも正しいおしっこを身につけたとは限りません。単に、膀胱に尿が溜まってきたことが感覚的にわかったからおしっこをしにトイレに行くことができるようになったというだけです。

つまり、その段階では、何が正しいおしっこで、何が間違ったおしっこかということが区別できていないということにとどまります。感覚的にはわかっているけれども、知識的には十分でないという状態ですね。

そこで、十分に理解するために、まず、いままでやってきたおしっこについて考えてみましょう。

次の5つの質問を読んで、あなたの場合に当てはまればカッコにチェックを入れてください。

1（　）親からおしっこのしかたを教えてもらった覚えがない

2（　）外出前、寝る前、学校の授業の前などに　親から「トイレをすませておきなさいね」といわれていたので　ちゃんと守っていた

3（　）機会があれば、おしっこしたいという感覚がなくてもトイレに行っておしっこするように心がけている

4（　）尿意を感じたらすぐトイレに行くようにしている

5（　）おなかに力を入れておしっこしている

さて、どれにチェックが入ったでしょうか。そのチェックは正しいおしっこであるか間違ったおしっこであるかを示しています。

音姫の秘密

ちょっと寄り道をするようですが、正しいおしっこ、間違ったおしっこの目安になるのが、トイレ用擬音装置。ご存じですか、といってピンと来ない女性でも「音姫《おとひめ》」といえば「ああ！」といってくださることでしょう。

女性の方なら、多くは外出先のトイレで見かけたり、利用したりすることのある「音姫」！

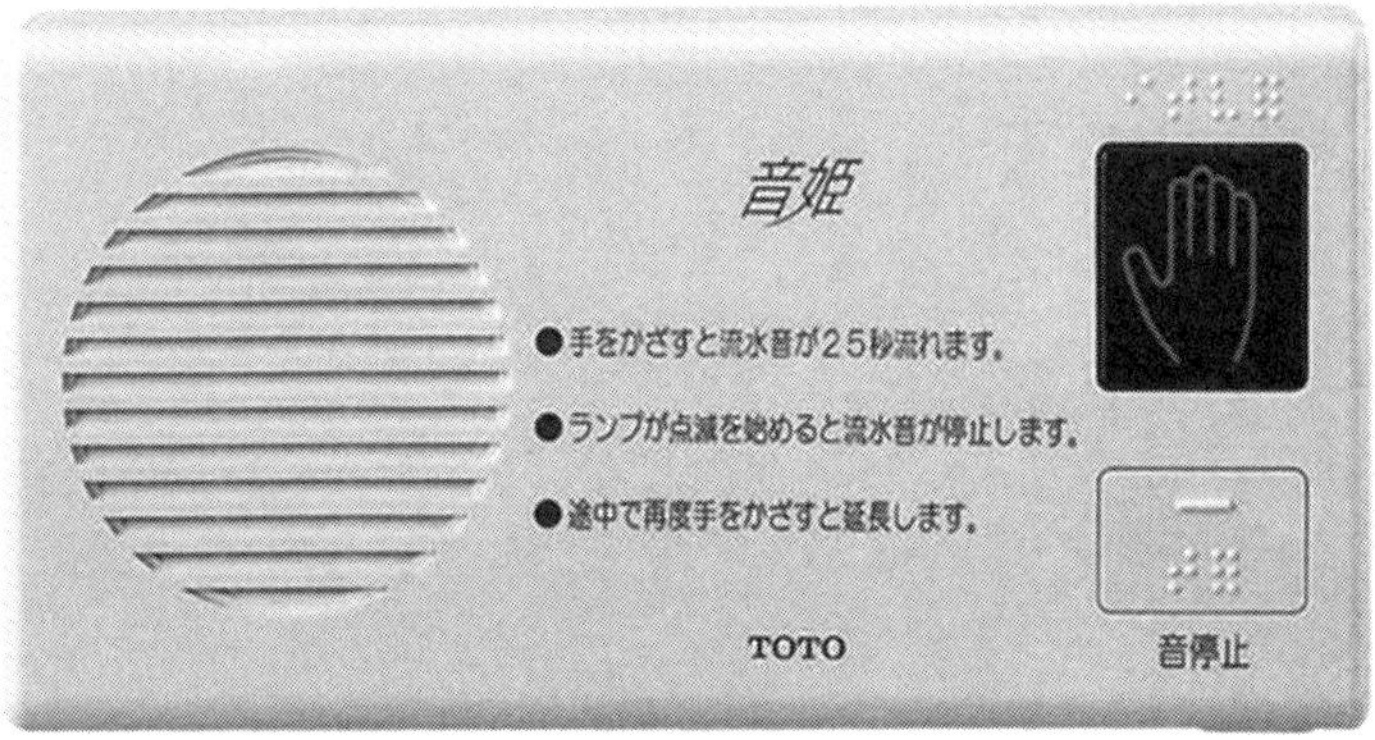

トイレ用擬音装置（おしっこの音を消すように被せる音を出す装置）の中でももっともよく知られているものが「音姫」ですね。

「音姫」というのはそもそもの発想の原点はエコだったのです。「音姫」以前、おしっこの音を聞かれたくない女性たちは水洗トイレの水をおしっこと同時に流すことで恥《は》ずかしい音を消そうとしていたのです（日本女性の奥ゆかしさというものが出ています）。

といえども、これは水の使用法としてはたいへんな無駄づかい。本来の目的の2～3倍の水を流すことになるわけです。水が無駄になるばかりでなく、水道代にもひびいてきます。

その水を節約するための「音姫」だったので

すね。一説によれば、女性ひとりあたり1年で140万リットルほど節約できるとか。

その音姫ですが、何秒くらい作動していると思われますか？

製作者のTOTOさんやLIXILさんによれば　実際に社内の女性モニターさんにおしっこの時間を測ってもらい、その時間プラス5秒ということにしたそうです。

といういきさつで、25秒に設定されています。

ここに音姫の秘密があります。音姫はおしっこの音を消したり、水を節約しているだけではないんです。おそらくはTOTOさんやLIXILさんもご存じないような秘密です。

それは女性モニターさんの実際のおしっこの時間をもとにはじき出された、「25秒」という数字に隠れています。

その秘密とは、音姫が持っているその時間枠であなたのおしっこが正しいか間違っているか判断することができるということなのです。

くわしくいいますと、**25秒でおしっこが終われば、正しいおしっこ。25秒以上かかるのなら無理に押し出している間違ったおしっこ**であるといえるのです。

なにが間違っている？

誰も教えてくれなかった

じつはこの5つの質問のどれにチェックが入っても正しいおしっこはできていないということになります。それとは知らずにおしっこをされていた方も多いのではないでしょうか。

ここではぜひ見解を改めていただきたいと思います。が、その理由を解説していく前におたずねしたいことがあります。それは……

「おしっこのしかたをお母さんから習ったことはありますか？」という質問です。

おむつを取るためのトイレトレーニングをしてもらったとか、おしっこのときに「シー、シー」と誘導してもらったとか、そういうことではありません。

そういったことは、単に尿が溜まったという感覚を自覚させるための問いかけであって、おしっこのしかたを教えるやり方ではないからです。

おしっこのしかたとは――
おしっこのために便器に腰かけたときに、
どういう姿勢で、どこに力を入れるとか、どこは力を入れないとか、
といったことです。

さらに、おしっこにかかった時間の長さが正しいおしっこかどうかの目安になります（この目安について、前項の「音姫の秘密」で述べました）。

また、いつ、言い換えれば、どんな状態になったら、おしっこするためにトイレに行くか、という判断基準も大切なことです。実際のところ、尿意を覚えた時点でトイレに行くのでは早すぎるからです。

つまり、**尿意を覚えたから、すぐ、トイレに行っておしっこする、という行動では膀**

膀の能力を下げてしまいます（このポイントは結構大切なのですよ）。というのは、そこでちょっと我慢することが気持ちのいいおしっこの重要なポイントであり、身体を守る正しいおしっこの秘訣につながるからです。

さらに、洋式トイレに腰かけて、おしっこするときに何に気をつけるかが、気持ちのいいおしっこのきっかけにもなります。ちょっとしたことですが、気をつけていただきたいポイントです。

さて、ここで大切な点は、そういうことを親から教えてもらったことがあるかどうかなのです。

親からといわずとも、ご自身が知っていたかということが大切です。それでなくとも、いわば、簡単でわかりやすいことが実際の役に立つ知識として伝えられていないことはままあることです。この意味でもチェックすることが必要です。

また、もうひとつの見方として、親の立場にある方におたずねします。子どもたちに気持ちのいいおしっこ、正しいおしっこについて伝えたことがありますか？

どんなことを伝えたらよいのかというポイントをとらえていらっしゃるでしょうか？

さらに、ご自身のおしっこは気持ちのいいものでしょうか？

いまの時点で頭の中に？？？がたくさん並んでいる方は、おそらくはおしっこのしかたを習っていないと思ってください。

それは、取りも直さず子どもたちにおしっこのしかたを伝えきっていないということでもあるといえると思います。いかがでしょうか。

❀身体によくないことばかり

ということを自覚していただいたところで……

先の５つの質問に戻りましょう。

「ご自分の場合に当てはまるものにチェックを入れてください」というものでしたね。

１（　）親からおしっこのしかたを教えてもらった覚えがない

2（　）外出前、寝る前、学校の授業の前などに　親から「トイレをすませておきなさいね」といわれていたので、ちゃんと守っていた

3（　）機会があれば、おしっこしたいという感覚がなくてもトイレに行っておしっこするように心がけている

4（　）尿意を感じたらすぐトイレに行くようにしている

5（　）おなかに力を入れておしっこしている

いくつチェックがはいりましたか？

このチェックが入ったポイントは親からいわれて疑うこともなくやってきたことかもしれません。それがいまでも習慣となっていることかもしれません。あるいは、尿もれ予防のためにやっていらっしゃることかもしれません。

どれも動機から見れば、必ずしも悪いことではありません。ですが、身体によいこと、身体を大切にすること、という視点から見ると、じつはどれにチェックが入っても膀胱あるいは骨盤底筋に負担がかかっていることになります。

このポイントって、善意のすれ違いがそのまま現れているポイントではないでしょうか。よかれと思って、あるいは、悪いこととは思わずになさっていたことだったのでしょうが、**5つの行動はすべて、尿もれを起こす、あるいは、進行させる行動**だったのです！

びっくりなさったと思いますが、まずは事実として受け入れてください。そのうえで……なぜよくない行動だったのかを説明していきましょう。

おなかの筋肉をつかうのはNG

第1の質問

▼親からおしっこのしかたを教えてもらった覚えがない

これについてはすでにご説明させていただきました。親はトイレトレーニングでおしっこがしたいという感覚をわからせてくれただけです。

正しいおしっこを教えてくれたのではない、ということでしたね。

そこで第2の質問にいきましょう。

▼外出前、寝る前、学校の授業の前などに　親から「トイレをすませておきなさいね」といわれていたので、ちゃんと守っていた

ここで身体にとって適切でないことはなんでしょうか。「トイレをすませておきなさいね」といわれたとき、尿意はあったでしょうか。尿意のあるなしにかかわらず、親の言葉にしたがってトイレに行ったのではないでしょうか。

そのしたがったという行動は、子どもにとっていけないことではありません。むしろ当然のことです。問題なのは尿意がなかったにもかかわらず、トイレに行っておしっこをしたということです。

尿意がない場合、膀胱にそれほど尿が溜まっているわけではありません。それでもおしっこをする場合、おなかの筋肉の力で尿を絞り出すことになります。

この行為は3つ、身体に負担のかかることをやっています。

ひとつはおしっこのためにおなかの筋肉の力で膀胱を圧迫したことです。膀胱を特定の方向に押すことになります。膀胱のある部分には圧力がしっかりかかり、ある部分には圧力が少ししかかからない。

すると膀胱がいびつな形に変形してしまいます。いびつな膀胱では正しいおしっこができないのです（2章72ページで膀胱がゆがむ様子を写真を用いて説明しました）。

もうひとつはおなかの筋肉の力をつかっておしっこするのは身体の機能に矛盾《むじゅん》したことを要求することになるからです。

このとき、おなかの筋肉の圧力によって尿は出ようとしますが、尿道のほうは漏《も》らすまいとして反射的にきゅっと締まります。そのうえでおしっこをしようとすると、締まる尿道に対抗する力をかけなくてはなりません。

強制的におもらしをさせるような具合になって、尿道にも負担がかかります。ちっとも気持ちのいい、正しいおしっこができません。

そして、３つ目。反射的に締まろうとしている尿道を無理やり通そうとすることで、尿道をコントロールしている骨盤底筋にも負担をかけているのですね。**骨盤底筋に無理な力をかけることで、わざわざ尿もれの原因をつくり出している**ようなものです。

まとめますと、おなかの筋肉に力をかけることが膀胱にも尿道にも骨盤底筋にも負担のかかるおしっことなり、よくないということです。

✿300ミリリットルがベスト

さて、3番目の質問にうつりましょう。

▼機会があれば、おしっこしたいという感覚がなくても、トイレに行っておしっこするように心がけている

昔、お母さんに言われて形成された習慣が残っているのですね。あるいは尿もれの経験があるので予防するために、という背景があるのかもしれません。とはいえ、ここでも尿意がないのにおしっこをしています。

2つ目の質問の解説に書いたように、膀胱にも尿道にも骨盤底筋にも負担をかけるようなおしっこを知らず知らずのうちにしているわけです。

では、4番目の質問。

▼尿意を感じたらすぐトイレに行くようにしている

尿意を感じたという時点ですぐおしっこするということがよくないのです。これでは気持ちのいいおしっこをするだけの量に達していません。

くわしくいいますと、最初に尿意を感じた時点では150ミリリットルくらい尿が溜まっているのです。気持ちよくて身体にもやさしい、正しいおしっこは、**300ミリリットルくらい溜まった時点でおしっこすることがいちばんよい**のです。

ここでも、理由は3つ。

1つ目の理由は300ミリリットルほど溜まったところですすと正しいおしっこができる

からです。膀胱がちょうどよくまんべんなく引き伸ばされているので、リラックスすれば、膀胱が縮もうとする力を利用しておしっこができるということです。膀胱が縮まる力をつかうので、おなかの筋肉の力をかけて膀胱をつぶさなくてもここちよいおしっこができますね。

２つ目は交感神経と副交感神経のちょうどよいやりとりでないと気持ちのいいおしっこができないということです。

交感神経が働いていることで、膀胱に尿が溜められていきます。同様に交感神経でおしっこがもれないように膀胱の出口は筋肉で締められています。

この２つは本人の意志とは関係なく起こります。尿意は１５０ミリリットルほど溜まったところで膀胱が脳に信号を送ってくることで感じられます。さらに３００ミリリットルほどたまったところで尿意が強くなってきます。

この時点で尿道を自分の意志で締めることで、漏らさずにトイレに行くことができます。トイレではリラックスすることで副交感神経を働かせ、膀胱を収縮し、膀胱の出口をゆるめます。

ここでおしっこをしようという意志を持って尿道をひらく、骨盤底筋をゆるめることで気持ちのいいおしっこになります。

3つ目は300ミリリットルのおしっこが**膀胱炎の予防**になるという利点です。

膀胱炎は女性に多い病気で、尿道から大腸菌などの細菌がはいることで起きます。何度も繰り返す方も多いです。予防するには、ふだんからよく水分をとるなどの注意が必要ですが、もうひとつコツがあるのです。

それがおしっこのしかた。原因となる細菌を押し流してしまうようなおしっこをすればいいのです。勢いのいいイコールおなかに力を入れる、ではありませんよ。量が大切なのです。

そのためには150ミリリットルではちょっと足りません。300ミリリットルが一度に勢いよく流れ出ることが必要なんです。ここでも「正しいおしっこ」が大切です。

つまり、身体にやさしい正しいおしっこのためには、**最初の尿意は我慢することが大切**なのです。

✿骨盤底筋がピンチ！

5番目の質問に移りましょう。

▼おなかに力を入れておしっこしている

おなかに力を入れておしっこをする。これは2番目の質問の状況と同じですね。ということで正しいおしっことはいえません。どちらが身体にいいかといいますと、おなかに力を入れないおしっこがいいのです。

なぜこのあたりの行き違いが生じたのでしょうか。それって、お母さんからいわれたことが影響しているんです。お母さんの立場から面倒なことが起こらないために、いわば予防のために、お出かけする前におしっこしておきなさい！　なのです。

親の都合でのオーダーですね。

もうひとつ、おねんねする前におしっこしておきなさいってお母さんはいいますね。それは子どものためでもなんでもなくて、単におねしょの予防のための言葉なんです。

子どもの立場からしたらそれは絶対命令です。おしっこ出な〜〜い！　とか、おしっこない！　とはいえません。おしっこをしたいと感じていなくても、おしっこを絞り出さなくてはならないんです。だから、がんばっておなかに力を入れておしっこをする。すると、それが日常的に当然のことになってしまいます。

また、尿意があっても、習慣でおなかに力を入れてしまうことも起こります。ですが、本当のところは正しいおしっこのしかたではないんです。

繰り返しになりますが、**間違っているのはおなかに力を入れて、膀胱をつぶすことでおしっこを絞り出している**ということにあります。

つぶされた膀胱はゆがんでしまい、おしっこを絞り出すために膀胱に圧力がかかると膀胱の出口は漏らしてはいけないと締まります。それに逆《さか》らって、さらに腹筋で圧力をかけて尿を出す。その圧力が高まって骨盤底筋を押し下げます。

日常的に繰り返されると、**骨盤底筋は伸びたり断裂したりします**。当然、骨盤底筋を傷めていることになります。

快適なトイレタイム

快尿のポイント

では　どんなおしっこのしかたが正しいのでしょうか。

まず、第1の質問でわかったことがあります。正しいおしっこの知識がないということがハンデになっているということですね。

さらに、これまでのお話で、正しくないということがいくつか見つかりました。

2、5番目の質問ではおなかに力を入れておしっこをすること。

3番目の質問では尿意がないのにおしっこをすること。

4番目の質問から300ミリリットルの十分な尿が溜まる前におしっこをすること。

さらに突きつめれば、3番目も4番目もおなかに力を入れておしっこをすることが問題になります。そして、そういうおしっこでは膀胱の機能を上手に利用することができません。また、膀胱をいびつな形にしてしまうことにもなります。
これらは大切なポイントです。間違ったおしっこでは、膀胱そして骨盤底筋に負担をかけていることになるからです。つまり、これらの要素を除いていけば正しいおしっこになります。

では正しいおしっこは、どういった手順を踏めばよいのでしょうか?

1　最初の尿意を感じたときはまだ十分なおしっこが溜まっていません。もう少し我慢しましょう

2　さらなる尿意を何度か我慢するうちに頻繁に尿意を感じて、もう我慢できなくなったらトイレに行きましょう

3　便座に腰かけたら、あるいは和式便器をまたいで腰を下ろしたら、おなかの筋肉を（力を入れてはいけません）リラックスさせて身体の力を

4　抜きましょう。そのまま気持ちのいいおしっこを感じましょう
後始末をして、終了です

心地よい感覚が生まれる

このおなかに力を入れないおしっこでは何が起こっているのでしょうか。

おしっこを溜めるときには膀胱がやわらかくなることで、たくさん尿を受け入れられ、溜められるようになります（おなかに力を入れておしっこをすることでゆがんでしまった、いびつな膀胱では尿をたくさん受け入れることができません）。

また、おしっこの出口はギュッと締まって漏れないようにがんばることができていいます。おしっこを出そうとするときには膀胱が縮まり、おしっこの出口は開きます。トイレで便座に腰かけてリラックスすることでこの状態をつくることができます（この〝**リラックス**〟**が正しくて快適なおしっこのカギ**となります。副交感神経が働くことができる状況だから

です。リラックスできると心地よいという感覚が生まれてきます)。

さらにこの、意志ではコントロールできないおしっこの出口の先に、もうひとつおしっこを意志の力でコントロールできる場所があります。この場所を意識的に締めることでトイレに着くまでおしっこが出ないようにすることができるわけです。

じつのところ、この意識的におしっこを出ないようにコントロールする役目を持つ筋肉が骨盤底筋です。が、感覚的につかむことがむずかしいので、もっとずるいやり方をおすすめするのが本書というわけです。

つまり、骨盤底筋が感覚的にわからなくても、この筋肉を鍛《きた》えればしっかり尿もれが防げるという筋肉があることは、エクササイズのところなどで述べました。その代表が、**内ももの筋肉**ですね。

5章

若返るか、このまま年をとるか

姿勢——自然によくなる

✿背中がスッキリ

これまでの章では、内ももを鍛《きた》えることで骨盤底筋《こつばんていきん》を刺激して、尿もれを解消していくというお話をしてきました。

この「しゃがむというエクササイズで内ももを通して骨盤底筋を鍛える」ことは、女性にとってさらにうれしい効果があるのです。その効果とは……？

たとえば、テレビに映る女優、女性タレント、モデル、女子アナウンサーがいすに腰かけている様子、素敵に見えますね。

どこが素敵に見える点なのか、よく観察してみてください。

じっくり見てみると、背筋がスッキリ伸びています。さらに両膝《ひざ》がしっかりくっついて、ハイヒールを履《は》いた細い足は左右どちらかに流すように見せて足の長さと細さを強調しています。

さりげなくやっているように見えますが、これも内ももやそれにつながっている筋肉がしっかりしているからできることなのです。

とはいえ、このポーズは女優さんでなくてはできないというものでもありません。このポーズを何度も試し、時間をかけていくことで、だんだん内ももが鍛えられます。

その両膝をつけて足を横に流すという姿勢が苦もなくできるようになります。

また「しゃがむ」姿勢から身体を起こすときにつかわれる背中の筋肉のおかげで、スッキリと背中を立てることができるようになります。つまり、このポーズもまず、「しゃがむ」ことから始まるのです。

体型――プロポーションが整う

✤胸もおなかもウエストも

これは女性にとって、かなりうれしい効果ではないでしょうか。
このしゃがむエクササイズを試していただいた方からこんな感想をいただきました。

＊60代女性　東京都
若いころは身体を動かすことは好きではなかった。が、現在は身体を動かすことを楽しんでいる。その過程で、コーチに姿勢をチェックしてもらいながら、スクワットを1日200回していた時期もあった。

★「1日10回しゃがむ」エクササイズを試した感想
「しゃがむ」エクササイズ、なかなかいいですね。いつでも、どこでも、さりげなくできます。コーチに頼ることなく、自分ひとりでできる、そのうえ、身体に負担がかからないというのはメリットですね。

試してみて驚いたのは、意識せずとも背筋、つまり、背中を伸ばしているということです。また、上半身が力まないので、腰にもやさしいと思います。足腰によいエクササイズですし、脚の裏側の筋肉、ハムストリングスや腹筋にも効いているようです。そのうえ、年を重ねると硬くなりがちな足首のやわらかさも維持できる、よいエクササイズだと思います。

この方は、体型が若返る前提条件をしっかり感じてやってくださっています。この積み重ねが、体型を若返らせる効果を生むことになります。

さらにこの内ももの筋肉を鍛えることは、ポッコリおなかを解消することにも大きな影響があります。

そもそも、人間の身体の中でも内臓を内蔵しているおなかは無防備な部分です。胸の部分とくらべてみましょう。

胸は肋骨《ろっこつ》、胸骨《きょうこつ》でしっかり守られ、さらに鎖骨《さこつ》や肩甲骨《けんこうこつ》と骨によってさらにガードされています。ところが、おなかの部分にはそういった守ってくれる骨がありません。筋肉が内臓を取り囲んでいるだけです。この胸の部分とおなかの部分のつくりの違いが、ポッコリおなかになりやすい大きな原因のひとつです。

また、妊娠出産で大きな働きをしてきたおなかの筋肉や骨盤底筋は、その大きな任務を果たし終えたあとではとても弱っています。そのため、内臓をささえきれず、おなかポッコリになってしまい、そのまま放置されてしまうという原因もあるのです。

そこで、内ももを鍛え、背中の筋肉も鍛えることができる「しゃがむ」ということが、おなかポッコリ解消の簡単で効果的な、ずるいエクササイズとなります。

内ももを鍛えれば、骨盤底筋もつられて鍛えられることになり、おなか部分の内臓をしっかりとささえる筋肉の枠組みができあがっていくというのはおわかりですね。

前かがみになっていた胴はスッキリと美しく直立し、ウエストが引き締まることになります。

おばさん体型にならないために

このウエストが引き締まるということがおばさん体型とお姉さん体型の境界線となるのは、うすうす感じていらっしゃることではないでしょうか。しかし、どのようにして手に入れるのかと思案している方も多いかと……。

その明快な答えが先におすすめしたエクササイズの中の「おしり歩き」（98ページ参照）です。

おしり歩きは内ももや骨盤底筋ばかりでなく、腰やおなかまわりの筋肉を鍛えることができます。

おしりを片側だけ上げようとすると、ウエストの脇の部分をつかわなくてはなりません。結果、ウエストが引き締まり、体型が若返るというわけです。

おしりが引き締まり、姿勢がよくなるといううれしい作用もあります。

そして、「しゃがむ」ことには、さらにうれしい効果があります。

しゃがむことで下半身の大きな筋肉がつかわれますから、エネルギーがたくさんつかわれます。ダイエットにもなり、さらにスッキリ体型に若返ることにもなりますね。

健康――血行も代謝もよくなる

冷え性や肌トラブルも解消

内ももを鍛えていくことで血行がよくなります。というのは、内ももの筋肉を刺激し、鍛えていくことで、楽に骨盤底筋が元気になります。

それにつながる筋肉が、どんどん元気になっていくことになるということです。筋肉が元気になり、よく動くようになり、筋肉量も増えていけば、筋肉の中を通る血管が刺激されます。その連鎖《れんさ》が血行をよくしていくのです。

さらに内ももの筋肉から骨盤底筋を通して骨盤が整うことにより、うまく筋肉がつかえるようになります。すると、下半身の代謝も上がり、太ももやふくらはぎのむくみも解消され、ダイエット効果もあらわれてくるということになります。

血行がよくなると、冷え性もみるみる解消します。身体が温《あたた》まることで免疫力があがり、風邪もひきにくくなります。

また、肌の乾燥やしわといったトラブルもなくなっていきます。

こういう素晴らしくて、うれしい作用を知ると、内ももを鍛えないわけにはいかなくなりますね。

「しゃがむ」だけでこの効果が生まれるのです！　素晴らしい！

サボっているとやってくる悲惨な結末

こんなリスクもある

これまで、尿もれの原因や尿もれ解消のためのエクササイズ、さらに内ももを鍛えることでできていく意外なメリットについてみてきました。

ここでは、いままでとは逆の視点から尿もれを考えてみましょう。

尿もれを加齢による衰《おとろ》えだからしかたがないとして、骨盤底筋をゆるみっぱなしに放置することの先にあるリスクについてもお話ししておこうと思います。

つまり、こういうことです。ある方はこう考えるかもしれません。骨盤底筋が衰えてゆるむのは年齢のせいで、しかたのないこと。それなら、年を重ねることで衰えていくことを受け入れればいいのではないかしら。尿もれパッド、便もれパッドなどいろいろ便利なものがあることですし……。

いえいえ、受け入れてはいけないんです。とても危険です。なぜでしょうか。

このまま骨盤底筋を弱らせたままにしておくと困ったことが起きることになります。骨盤底筋という筋肉は骨盤の底のハンモック、ということは前にもお話ししていましたね。つまり、内臓をささえる立場にあります。

そういった役目をしている骨盤底筋には、女性の場合3つの穴が開いています。ところが、男性の場合は2つだけなのです。その数の違いでわかっていただけるでしょう。

ここ、とても大切なところです。女性の場合、穴の数が多いだけに骨盤底筋はよりデリケートなつくりになっています。そのため、より繊細なトレーニングをする必要があるのです。

前から尿道・膣《ちつ》・肛門《こうもん》。尿もれでお困りの場合、同じ骨盤底筋上の膣や肛門にも影響が出ているという推測が成り立ちます。つまり、**尿もれは初期のお困りごと。このままの状態で骨盤底筋を放置しておくと、さらには肛門がゆるんでしまう**という事態に発展しかねません。

それは便もれという結果をもたらす可能性があるのです。便もれ……尿もれよりも心理的にも肉体的にもダメージの大きい出来事ではありませんか？（便もれパッドという商品もありますが、尿もれパッドと同じ理由でおすすめはできません）。

さらには膣がゆるんでくることで、骨盤臓器脱ということにもつながる可能性があるのです。

骨盤臓器脱には（1）尿道脱、（2）膀胱瘤《ぼうこうりゅう》（膀胱脱）、（3）子宮脱、（4）小腸脱、（5）直腸瘤といった種類があります。

名前は違えども症状は同じです。それぞれの臓器が膣に向かって落ちてくるというもの。つまり、膣のゆるみが原因です。

最初のサインを見逃さない

その骨盤臓器脱をよりよく知っていただくためにイメージを持っていただきたいので、やわらかいプラスチックのチューブに入ったケチャップを思い描いてください。

ふたを開けて逆《さか》さまにします。胴体の部分をギュッと押します。ケチャップはどうなりますか？　ふたが開いているのですから、もちろんケチャップはボタッと落ちてきますね。これが骨盤底筋が弱ってきたときに、骨盤臓器に起きることなのです。

とくにおなかの筋肉の力をかけておしっこをしたり、便秘がちでいきむことがあると、上から落ちてきている内臓をさらに押さえつけることになります。

それは、つまり、そのとき下側に向いているケチャップのチューブの胴体を押しているのと同じことなんです。

ケチャップは上のほうにも押されますが、チューブの底（身体でいえば横隔膜《おうかくまく》）にはばまれます。ところが、下側のふた（身体でいえば骨盤底筋）が開いていればケチャップが落ちてきます。

この因果関係、おわかりいただけるでしょうか。つまり、骨盤臓器を骨盤底筋がしっかりささえられなければ落ちてきてしまうのです。

この状態が起きてしまうと、歩くときにも両脚の間に違和感があって落ち着かないということが出てきます。

トイレに行っても残尿感や残便感がある。とくに午後になるにつれ、不快感は増してきます。なぜなら、ケチャップのチューブ（身体の胴の部分）はふた（骨盤底筋）が開いたまま逆さまに立てられているのですから、ケチャップ（骨盤臓器）は、朝、起きてからの時間が経つにつれ、重力のせいでどんどん落ちてくるのは想像していただけると思います。

骨盤臓器脱……外見からはうかがいようもありませんが、ここまでのお話でわかっていただけるように、ご当人にとってはひどく生活の質が落ちるものです。

またいろいろと起きてくる不便な出来事、生理的な不快感はたいへんなものです。それが続くという、快適とはいえない生活になってしまうのです。

尿もれは骨盤底筋をはじめ、いろいろな筋肉が弱っている、衰えていることのサインです。

いますぐ内もものエクササイズをとおして鍛えましょう。**80代になっても思いどおりに動けるか、歩けるかどうかはこの尿もれを解消できるかにかかっています。**

尿もれは恥《は》ずかしいことではありません。恥ずかしがらなくてもいいんです。なぜならあなたの筋肉が衰えてきていますよ、というサインだからです。

筋肉の衰えはずるいやり方、「しゃがむ」という、ちょっとの努力で解消することができます。とくに小さな最初のサインを見逃さないことで簡単に解消ができるのです。

このお知らせをしっかり受け止めて足りないところを解消していこうではありませんか。そして、足りないところを解消することこそが若返りのヒントです。

尿もれ、便もれ、骨盤臓器脱、これら3つの症状は骨盤底筋に端を発するものです。とはいえ、尿もれの段階で対処しておけば、次の段階の便もれ、さらには骨盤臓器脱も回避することができます。

さあ、ずるい対処法でちゃっかり予防しておこうではありませんか！

これからは「しゃがむ」生活

衰えは忍び寄る

「しゃがむ」ことの大切さを肝《きも》に銘じていただくために、2章の生活スタイルのところでも触れましたが、和式トイレとしゃがむことの関係をちょっとお話しさせていただきます。

以前は日本でトイレといえば和式トイレでした。ということは、いわずもがな、日本人はトイレに行くたびにしゃがんでいたのです。ここが洋式トイレと違う点です。身体にとって大きな違いがあるところです。そして、和式トイレこそが日常生活の中で大切な筋肉をつかう隠れた機会となっていたのでした。

ところが、洋式トイレは20世紀になってから日本にはいってきました。よく知られるようになったのは1960年ころ、日本住宅公団の団地に洋式トイレが標準装備になってからです。これは膝の不具合で和式トイレに困難を感じていらした方々には朗報でした。

腰かけるだけならば膝を酷使《こくし》することなく、用を足すことができたからです。その理由で（このメリットこそが身体にとってのデメリットという諸刃《もろは》の剣《つるぎ》であったのですが……）、1977年には洋式便器の売り上げが和式便器のそれを上回ったのでした。


つまり、それは何を意味するかというと、用を足すのに、しゃがむことなく、腰かけて用を足してそれでおしまい、になりつつあったということなのです。その分、一日の生活の中で「しゃがむ」ことが減っていきました。

また、畳の生活がしだいにいすの生活に変わることによっても、しゃがむことが少なくなっていきました。

たとえば食事の時間。ちゃぶ台で食事というのが畳の生活での標準でした。

この場合、正座かあぐらで食卓につくわけですが、いずれにせよ、しゃがむという状態を通らなくてはこの姿勢になりません。ここでも日本人はしゃがんでいたのですね！

ところが、ところが、いすの生活での食事の時間はダイニングテーブル。つまり、腰かけるだけでしゃがむということがありません。この点でも「しゃがむ」ことが減ってきています。

ここで、「腰かける」と「しゃがむ」の違いがとても大きなものであることを認識していただくことができるでしょう。「しゃがむ」はとても大切で貴重なことです。

この差は**筋肉を途中までつかうのか、しっかり最終地点までつかいきるのか**という差になります。つまり、身体のつかい方がまったく違うのです。ここの違いは、筋肉はつかわなければ衰えていくというところにもつながっています。

さらに注意していただきたいのは、その違いからもたらされる衰えばかりでなく、**加齢にともなう衰え**もあるということです。その2つの衰えは、自覚されることなくじわじわと忍び寄ってきます。

いま日常生活に支障がないということは素晴らしいことです。が、衰えは忍び寄ってきています。つまり、ちょっとずつできないことが大きくなっていくのです。

その差がわずかであるために、そのわずかさが衰えを気づきにくくしていることがもっとも注目しなければならないことです。

また、衰えに気づいても、喉元《のどもと》すぎれば熱さを忘れるのことわざどおり、なかったことになってしまうことも起こりがちです。

✿わたしが体験した赤信号

その、なかったことにしてしまう典型的な例として、わたしの経験をお話ししましょう。自分の身体の衰えをはっきり認識する旅先での出来事があったのに、日常生活に戻ったらその経験をすっかりなかったことにしてしまった、という経験です。

10年ほど前、出羽三山《でわさんざん》に行く機会がありました。出羽三山とは山形県の月山《がっさん》、羽黒山《はぐろさん》、湯殿山《ゆどのさん》をさします。

夏にこの3つの山を2泊3日で縦走《じゅうそう》するという修行に、わたしは参加したのです。なぜ自信を持ってこの修行に参加したのでしょうか。その理由は……？　その前にも何度も神戸の三宮《さんのみや》に出かけては一日中歩きまわることは日常茶飯事でした。また、出羽三山に行く前に、それなりのトレーニングをしていたので、いいえ、していたつもりだったということです。そのため、とくに不安もなく参加しました。

ところが、1日目の月山を下りる途中で足が前に出なくなってしまったのです。原因は足の後ろ側の筋肉の鍛え方が足りなかったことでした。

考えてみれば、以前、登山をした経験がありました。そのときはたいして鍛えていたわけでもないのに楽に行って帰ってこられたという事実があったのです。

その経験があるために、自分の身に足が前に出なくなるという事態が起きようとは考えてもみませんでした。

出羽三山で下りられなくなった際は先達《せんだつ》の山伏《やまぶし》さんのおかげで縦走を無事終えることができたわけですが……。これはかなり筋肉の衰えを示す事例ですよね。というのに、そんな重大な経験をしたわたしは、帰宅してからトレーニングジムに通うことを……始めなかったのです。

日常生活に戻れば、足の後ろ側がちょっと弱くてもなんの支障もありませんからね。

いまではいろいろと身体の衰えに関する赤信号が増えはじめました。ですから、トレーニングジムに通って鍛えています。それでもまだ、トレーニング不足を感じる瞬間というのはいくつもあるものです。

この思いがけないトレーニング不足の赤信号は尿もれをはじめ、日常生活のいろいろな場面で点灯しているはずです。しかし、それが認知されないことが、筋肉の危機をまねいているのです。

おわりに

ここまで読んでいただいたあなたには、尿もれを尿もれパッドで濁《にご》すことなく、そのサインを受け取ることがどんなに大切なことかがわかっていただけたことでしょう。そのサインを身体の筋肉が衰《おとろ》えているととらえることがどういう意味なのか、また、それがどんなに大切なことかがわかっていただけたと思います。

尿もれに悩んでいても、いまから骨盤底筋《こつばんていきん》のために内もものトレーニングをおこなうならば、あなたの内ももは必ず応えてくれます。そして、その内ももは骨盤底筋をサポートしてくれます。

筋肉は正直です。この本を読み終えたら、毎日朝晩、そして気がついたときに「しゃがむ」という内もものトレーニングをおこなってください。

最初のうちは、ご自身の足の筋肉のサポートを手のささえでおこなうこともお忘れなく！

その道筋にしたがって、尿もれを解消し、骨盤臓器脱を回避し、快適なこれからの日々を自分らしく過ごしてください。「自分らしく」はキーワードです！　大切になさってください、この言葉も、ご自身も！

ここまで読んでいただいて、尿もれを尿もれパッドという方法では解消できないことを十分におわかりいただけたと思います。

尿もれは身体の筋肉が衰えてきた結果です。まずは、この「ずるい」鍛《きた》え方、1日10回しゃがむことから始めましょう。

最後になりましたが、この本を出版するにあたり、たくさんの思いやりとお心遣いで支えてくださったさくら舎の古屋信吾さん、猪俣久子さんに心より感謝いたします。

山田《やまだ》典子《のりこ》

◆参考資料

『死ぬまで歩くにはスクワットだけすればいい』小林弘幸（幻冬舎）
「骨盤底筋収縮時の肢位が骨盤底挙上量に与える影響」牟田奈央
http://www.hs.hokudai.ac.jp/pt/thesis/file/2013/muta.pd

著者略歴

東京都に生まれる。東京学芸大学教育学部を卒業。整体師。「スパイラルセラピー芦屋」を主宰。小学校5年生のときに指圧を知って以来、50年ほどかけて人体の研究をする。自分自身、50代で腹圧性尿失禁の兆候に悩まされるが本書に書いた方法によって2週間で治す。以後、尿もれ解消法を伝えていくことをライフワークにしている。スパイラルセラピー（身体ほぐし）のセラピストとして兵庫県芦屋と東京で施術をおこなっている。

連絡先：noriko.yamada.spiral24@gmail.com

しゃがむだけ！ 尿《にょう》もれ解消法《かいしょうほう》

二〇一九年六月　九日　第一刷発行
二〇二〇年五月一八日　第六刷発行

著者　山《や》田《ま》典《だ》子《のりこ》

発行者　古屋信吾

発行所　株式会社さくら舎　http://www.sakurasha.com
東京都千代田区富士見一-二-一一　〒一〇二-〇〇七一
電話　営業　〇三-五二一一-六五三三　FAX　〇三-五二一一-六四八一
編集　〇三-五二一一-六四八〇　振替　〇〇一九〇-八-四〇二〇六〇

装丁　アルビレオ

装画　tama3/Shutterstock.com

本文デザイン・組版　株式会社システムタンク（白石知美）

印刷・製本　中央精版印刷株式会社

ISBN978-4-86581-201-5